エイズ感染爆発と
SAFE SEXについて話します

本田美和子 著

エイズ感染爆発と
SAFE SEXについて話します

目次

III

日本の現状を知る 63

IV

「予防」と「検査」について話をしよう

V

HIV 感染が判明しても この世の終わりではない 135

HIVに感染して ——ある患者さんとの対話 175

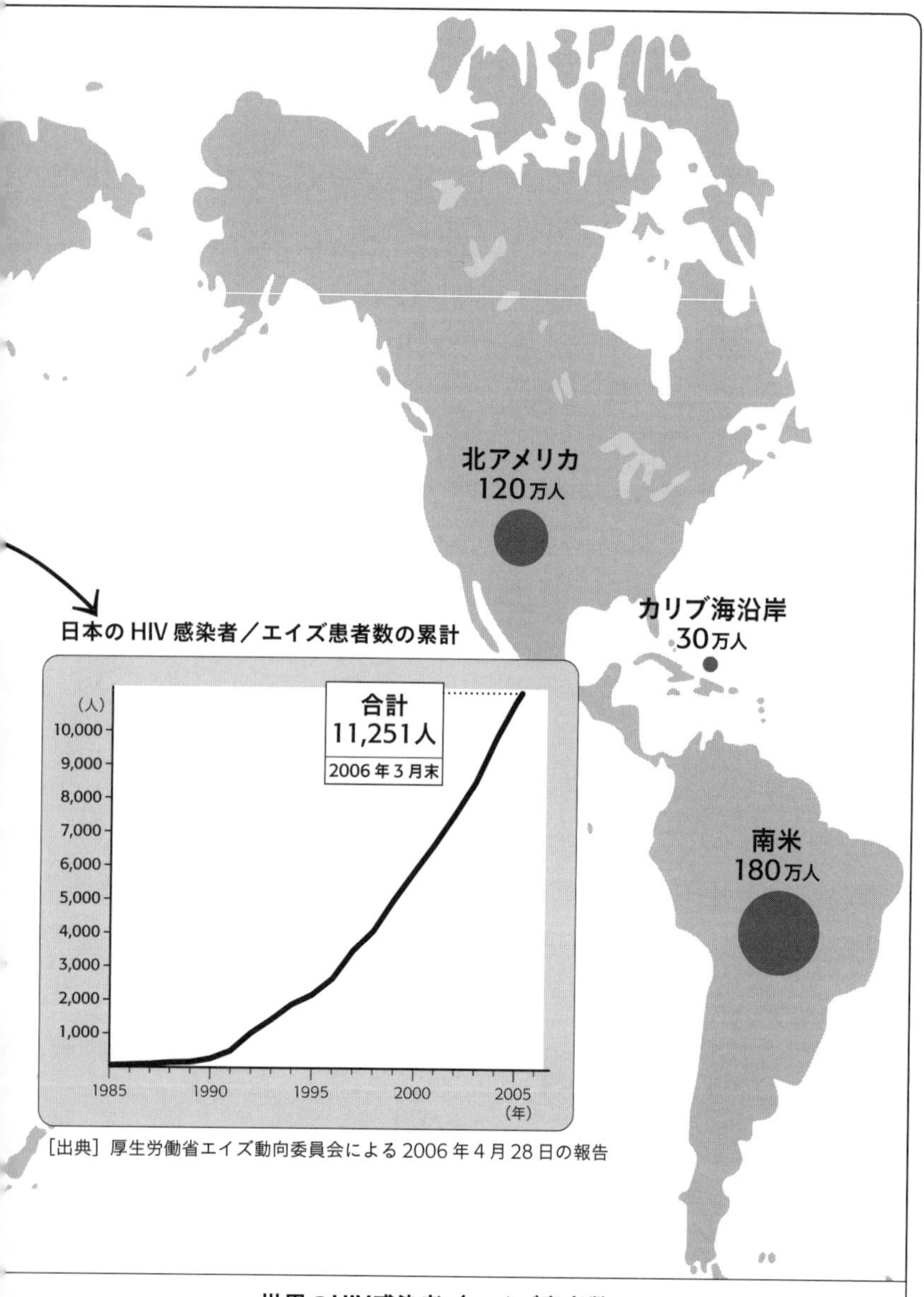

［出典］ 厚生労働省エイズ動向委員会による 2006 年 4 月 28 日の報告

世界のHIV感染者／エイズ患者数

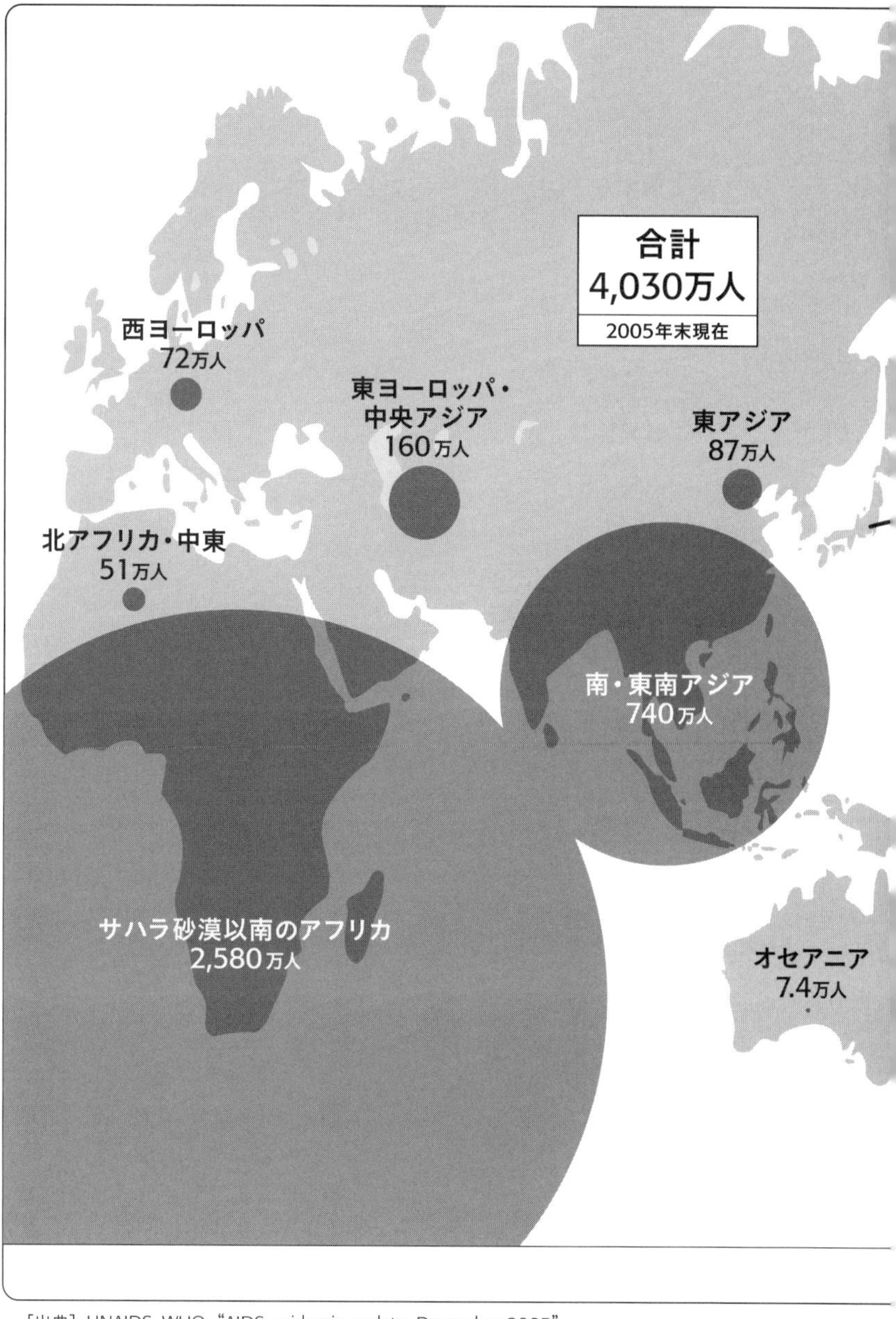

［出典］UNAIDS, WHO“AIDS epidemic update: December 2005”

成人感染者の増加——とりわけ20代、30代は激増

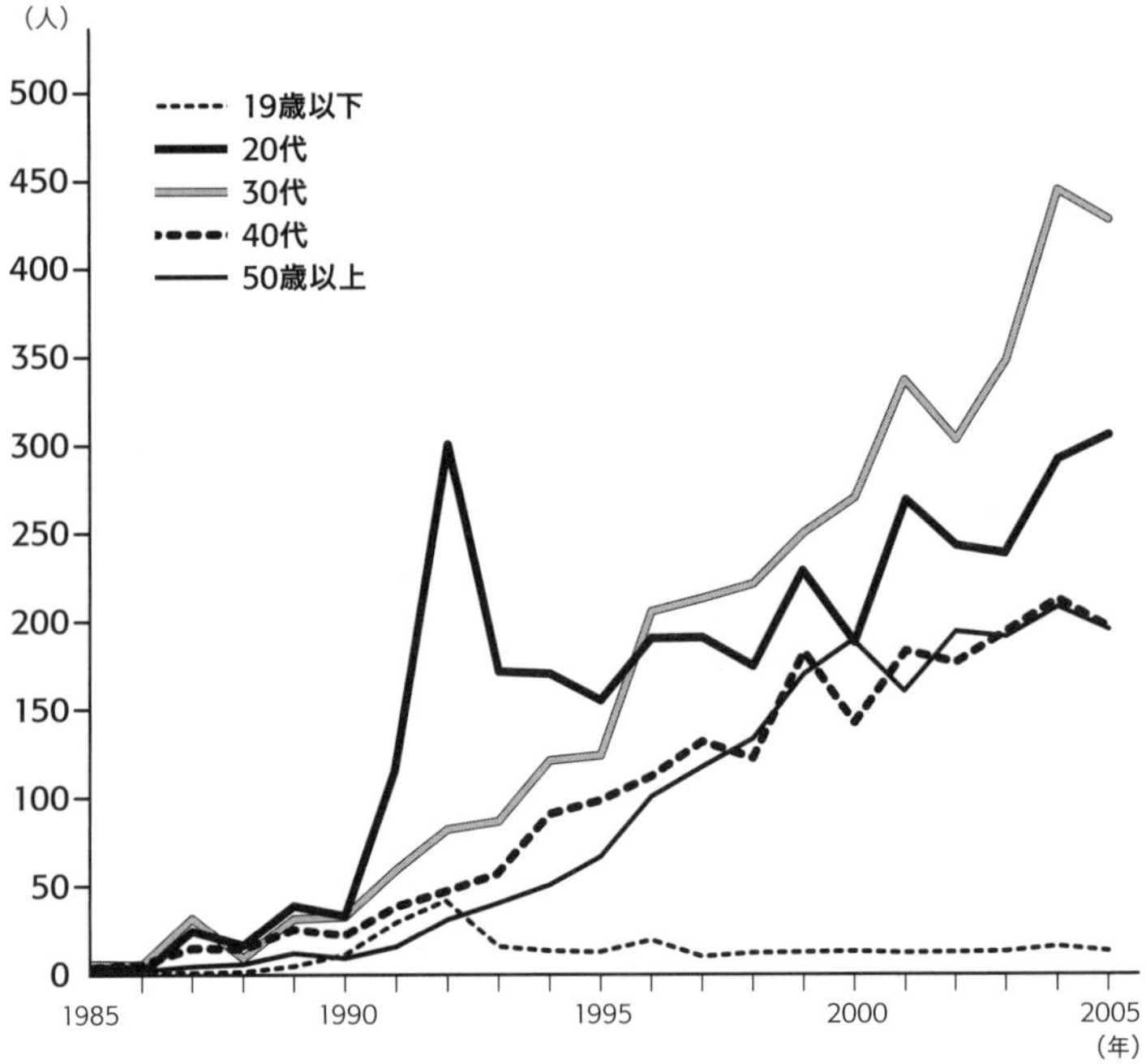

日本国内新規HIV感染者／エイズ患者・年齢別年次報告数の推移

［出典］厚生労働省エイズ動向委員会による 2006 年 1 月 27 日の報告。
2005 年は速報値。

「彼とのセックスは例外」なんてことは、ありません。

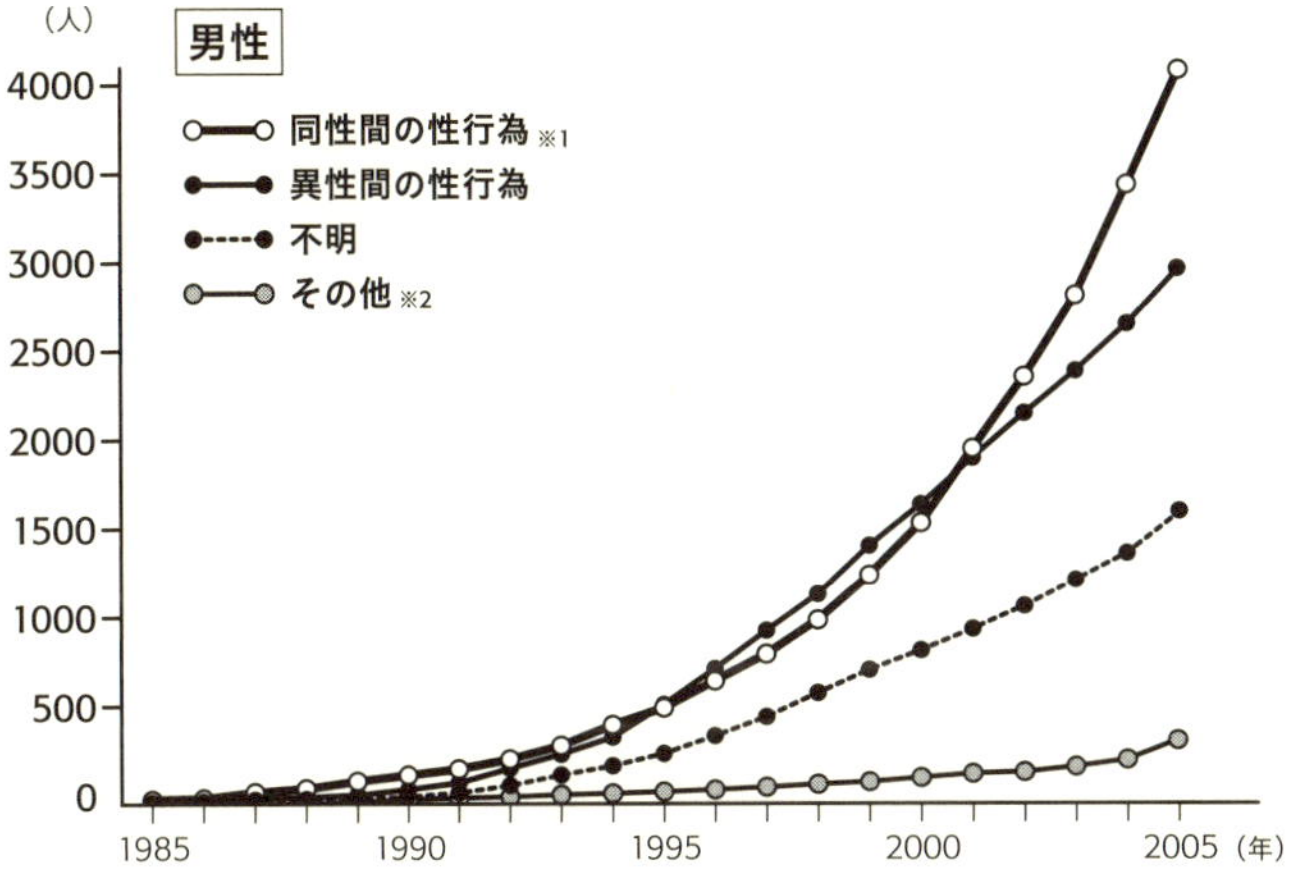

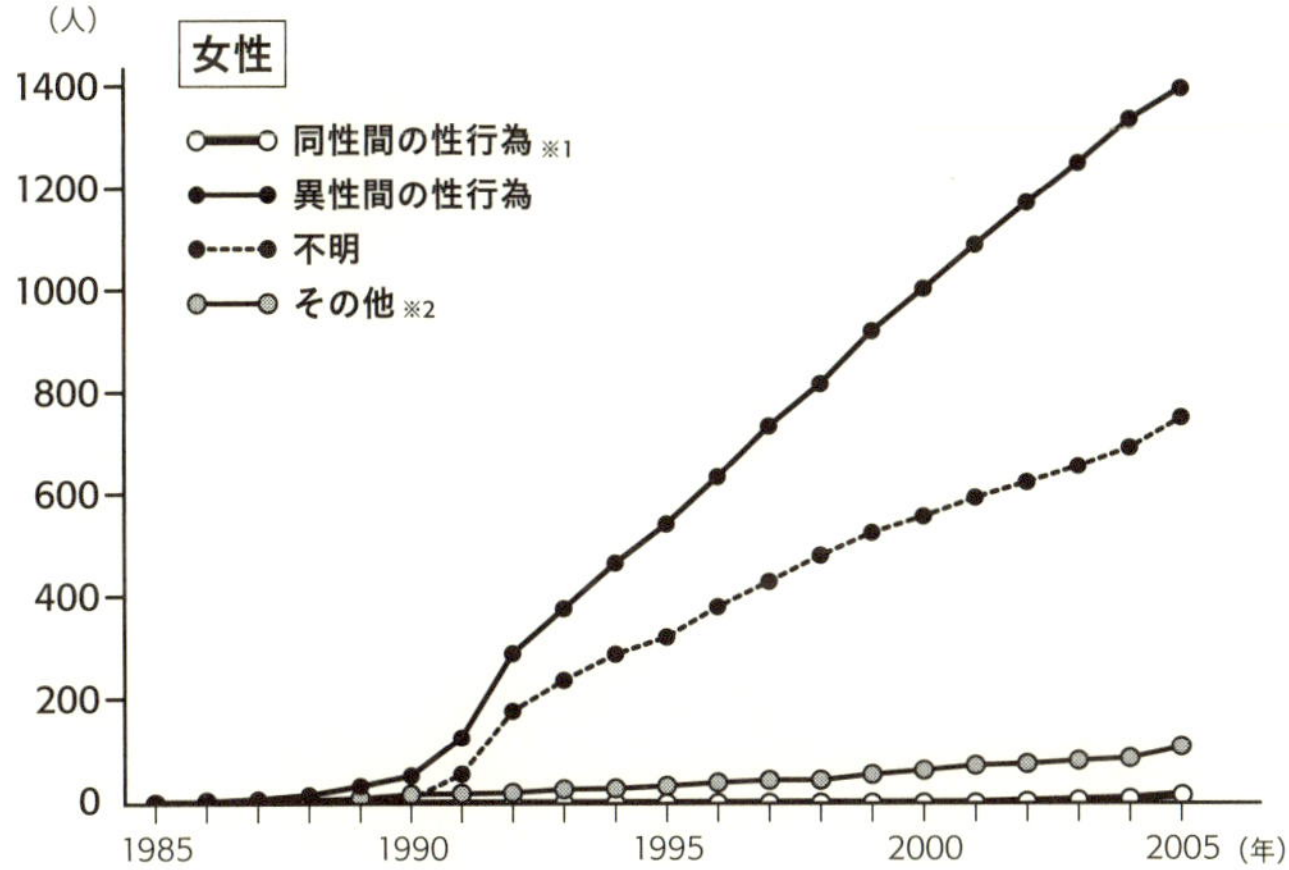

日本国内HIV感染者／エイズ患者・感染経路別累計

※1　両性間の性的接触を含む。
※2　ドラッグ使用時の注射針共有による感染、母子感染を含む。
また、輸血などに伴う感染例や推定される感染経路が複数ある例を含む。
[出典] 厚生労働省エイズ動向委員会による2006年1月27日の報告。
2005年は速報値。

まえがき

わたしはＨＩＶ感染症とエイズの診療をしている内科医です。一九九七年から九八年にかけての一年間、はじめて日本のエイズの患者さんの診療に携《たずさ》わりました。それから数年の中断があったのですが、再び縁あって、二〇〇二年にエイズについての仕事を再開することになり今日にいたります。

驚いたことに、二〇〇二年の日本のエイズについての状況は激変していました。わたしの勤務する病院を例に取ってみても、九七年には三〇〇人に満たなかった通院患者さんは既に一三〇〇人を越えており、いまでは毎年二〇〇人以上のペースで増え続けています。

患者さんの人数だけでなく、その内訳も様変わりしていました。もちろん以前から大多数を占めていた、男性の同性愛・両性愛者は相変わらず多いのですが、女性の患者さんの変化は特筆すべきものでした。単に数が増えた、というだけではなく、**患者**

さんの多くは、ふつうの女子学生、主婦、会社員で、ごくごくふつうの生活をしていたにも関わらず、その人生のどこかでエイズウイルス（HIV）に感染してしまった、という方々ばかりで、エイズウイルスが日本の社会に確実に根付き始めていることを意味していると思えました。

日本でエイズが語られるとき、その多くは「男性同性愛者に広がる病気」、「薬害エイズに関する政治的な問題」、そして「アフリカやアジアの開発途上国に山積する問題のひとつ」として扱われることが多く、これが、**ふつうの大人の生活を通じて、人から人へ伝搬する、**いわば「**生活習慣病のひとつ**」であり、「**誰もが感染のリスクを持っている**」ということの病気の本質に触れられることは、ほとんどありません。

いわゆる「エイズウイルスの感染のリスクが高いグループ」とは考えられていない、ごくふつうの女性への浸透を目の前にして、わたしは日本のエイズウイルス感染拡大の危険性が、さらに一段階高まってしまっていることを感じています。

エイズ感染者が増えることを「**感染爆発**」という言葉で表現することがあります。わたしは、この言葉を聞く度に「何と大げさな」と思っていました。でも、いまは、外来で毎週増え続ける新しい患者さんを前に、この言葉が日本で違和感なく使われる日が来るのかもしれないと考え始めています。

この本は、ごくふつうの二〇代の女性に、わたしがＨＩＶとエイズについて話をしたときの内容を基につくられています。

エイズウイルスは、どうやって体に入ってくるのか。それを防ぐためにはどうすればいいのか。もし、残念なことに感染してしまったら、どうすればいいのか……。こんなことを、わたしたちは互いに話し合いました。彼女たちの質問には、これまでわたしが思ってもみなかったことがいくつもあって、とても参考になりました。

また、後半では、わたしの外来に通っている二〇代の女性に頼んで、彼女の体験を編集部の女性に話してもらったときのことを紹介しています。とてもいい治療薬ができたので、ＨＩＶ感染症はもはや死に直結する病気ではなくなりました。しかしその一方で、**一度感染したら一生付き合っていかなければならない、慢性の病気**として取り組む覚悟が必要です。

彼女は自分がエイズウイルスに感染する前のこと、感染がわかったときのこと、病院にはじめて行こうと決めたときのこと、治療のこと、将来のこと、家族や恋人や友人のことなど、病気に関連したさまざまなことを率直に話してくれました。エイズウイルスと共に暮らす彼女の話をぜひ聞いていただければ、と思います。

多少ややこしいところもありますが、わたしが、いまお伝えしたいと思うエイズに関することはみんなこの中に入っています。読んでくださる**あなたと、あなたが大切に思っていらっしゃる方の体と未来を守るために、**この本がもし役に立てば、これ以上の喜びはありません。

本田美和子

I

感染者は急増している

エイズは遠いところの病気——

そんなふうに考えている人もいらっしゃるかもしれません。

でも実際は、ここ数年で日本国内のＨＩＶ感染者数は爆発的に増えています。しかも、新しい患者さんの中に、若い女の子の感染者が目立つようになってきました。

そこで今回は、二〇代の女性四人に集まっていただき、エイズについて話を聞いてもらうことにしました。

感染者をこれ以上増やさないために、そして、あなた自身の体をＨＩＶから守るために必要なことは何か？

これが、この座談会のテーマです。

［座談会に参加した女性たち］

Nさん……二六歳。現在は貿易会社勤務。
数年前、タイでＮＧＯの活動に参加した経験がある。

Kさん……二七歳。広告会社勤務。
以前からＨＩＶ検査を受けてみたいと思っているが……。

Iさん……二二歳。大学生。
ＨＩＶのことは学生時代に保健体育の授業で話を聞いた程度。

Oさん……二六歳。医療系出版社勤務。職業柄、病気や医療全般について詳しい。

1 はじめに

本田――こんにちは。いま、わたしは東京の新宿にある、国立国際医療センター内のエイズ治療・研究開発センターという長い名前の部署で内科医として働いています。二〇〇二年の秋から働き始めたので、ちょうど三年になります。今日はＨＩＶについてみなさんにお話しする機会をいただいて、とてもうれしく思っています。

まず最初に、わたしのこれまでのことを少しお話ししますね。わたしは高校を卒業するまで熊本で過ごし、それから東京に出てきて慶應義塾大学の法学部に入学しました。そこで三年間勉強したのですが、同時にサークル活動などもいろいろやって、とても楽しく過ごしました。

大学三年になったときに自分の仕事についてようやく考えはじめたのですが、人に直接サービスができるような職業で、どこでもできる仕事はどうかなと考えていました。自分の実力とか感性に全然自信がなかったので、できれば何か資格を持って働ける仕事、といろいろ考えているうちに、サービスの目的と内容が明確で、わりと普遍性をもった医療の仕事は面白そうだし、医師はどうだろうかと思いつきました。

わたしはここぞ、というときに運が良いことがあるのですが、このときもそうで、筑波大学で医学を勉強できることになり、なんとか卒業して一九九三年に医師として働きはじめました。卒業して最初の二年間は東京の駒沢公園の向かいにある国立東京第二病院（現・独立行政法人国立病院機構東京医療センター）で内科の研修医として働きました。その後、千葉県の鴨川シーワールドのそばにある亀田総合病院の総合内科で二年間働きました。

ここでは高齢の患者さんを数多く診る機会を得ました。多くのお年寄りが肺炎や膀胱炎などのよくある感染症で亡くなることを経験して、このような感染症をうまく扱うことができる医師になりたいと思い、尊敬する感染症の先生がいらした国立国際医療センターのエイズ治療・研究開発センターで働く機会を得ました。ここではじめて**ヒト免疫不全ウイルス（HIV）**に接することになりました。一九九七年から九八年にかけてのことです。

2 HIVにこんなに関わるつもりはなかった／アメリカでの四年間

本田――そのときはHIVにずっと携《たずさ》わる気持ちはまったくありませんでした。「いい経験をさせてもらった」とは思いましたが、そこで、わたしの人生におけるHIVとの関わりはおしまいになる予定でした。というのも、その後、アメリカの病院で働けることになり、内科と老年医学を勉強するために日本を出たからです。

アメリカで最初に勤務したのは、ニューヨークから車で二時間くらい南に下ったところにある、フィラデルフィアという街のトマス・ジェファソン大学です。フィラデルフィアというのは、アメリカの京都みたいなところで、神社仏閣はないけれど、古い建物がたくさんあります。そこで三年間レジデント、日本でいえば研修医をしました。『ＥＲ』というドラマをご覧になったことがありますか？　あれとまったく同じで、緑の洋服を着て、ボサボサの髪を振り乱して働いていました。いまでもボサボサだけど、もっとボサボサだったんです（笑）。

三年間内科の勉強をして、それから今度はニューヨークのコーネル大学の老年医学科へ行くことになりました。老年医学科というのは、原則として六五歳以上の方々を対象とする一般内科、つまり、いわゆるかかりつけの医者としての仕事をする科のことですが、そこで老年医学科の専門医のトレーニングを一年受けました。

その後、アメリカに残ってお年寄りについてのリサーチをするか、日本に帰ろうかと迷っていました。アメリカでリサーチをする場合には、いわゆる「研究」ということになるので、多くの研究者との競争も考えなければなりません。誰もが「これは大変な問題だ」と考えていることをテーマに選ぶことも選択肢のひとつですが、これはなかなか競争も激しくて難しそうでした。それで、「まだあまり注目を集めているわけではないけれど、絶対今後問題になる、と自分には思えること」を対象にしようと思い、いくつか候補を考えてみました。

日本で最後に働いていた病院はＨＩＶの専門病院で、ちょうど新しいタイプの治療薬が広く使われはじめたころでした。それまで、ＨＩＶに感染した人は、感染したら一〇年くらいで死んでしまうということが多かったのですが、新しいタイプの薬の出現で、きちんと治療さえすれば寿命は飛躍的に延びるようになりました。

現在、ＨＩＶの治療薬は体の中に入ってしまったＨＩＶを完全に駆逐《くちく》することはできません。患者さんは、生涯にわたって治療を続ける必要があります。しかし、きっちりと薬を飲み続ければ、二〇代から四〇代に感染した患者さんも、確実にいわゆる「老後」と呼ばれる生活を送れると見込まれるようになったのです。これは、患者さんにとって大きな救いとなりましたが、同時にＨＩＶ治療薬を何十年も飲み続けながら年齢を重ねていくという、これまで誰も経験したことのない事態を迎えることを意味しています。

老年医学について何か研究をするにあたって、これはとても魅力的な分野に思えました。感染症を専門とする人にとってＨＩＶというのは馴染《なじ》みのある問題ですが、老年医学の分野のＨＩＶは、まだ患者さんの数があまり多くないこともあってそれほど注目されてもおらず、いろいろできることがありそうでした。

そこで、フェローの研究テーマをＨＩＶにしようと思ったのですが、その内容について相談していた元の職場である国立国際医療センターの上司から、ＨＩＶをテーマにするなら、米国に残るのもいいが、ここでもできるよ、と誘っていただきました。ふつう老年医学というのは六五歳以上の方々を対象とするのですが、ＨＩＶの世界では五〇歳以上を高齢者と分類します。当時国立国際医療センターに通院しているＨＩＶの患者さんの二割が五〇歳以上である、というのを知り、お世話になることにしました。

老年医学科のフェローが終わったら日本に帰ってどこかの老人ホームで働こう、と思っていたので、これは思いがけない進路となりました。

3　一年に二〇〇人以上のペースで患者が増えている

本田――四年ちょっとぶりに日本に帰ってきたら、アメリカに行く前と比べると、様子は全然違っていました。状況は耳を疑うほど悪化していました。

一九九七年には、医療センターの外来に定期的に通ってくる患者さんは二五〇人しかいませんでした。ところが、戻ってきたら一三〇〇人に増えていた。その後も患者さんは増え続け、いまでは（二〇〇五年十二月）約一八〇〇人です。**最近は一年間に二〇〇人以上ずつ患者さんが増えています。**

国立国際医療センターのエイズ治療・研究開発センターは国が政策的につくった施設なので、予算や職員の数は十分に配慮されています。だからいまは何とかやっていけるけれど、でもこの調子で年に二〇〇人ずつ増えていったら、あっという間にパンクしちゃいます。わたしの仕事も忙しくなる（笑）。

ＨＩＶというのは内科の医師が担当します。内科の中には「感染症科」というグループがあります。内科では、たとえば「消化器科」は胃や腸などを診る科、「循環器科」というのは心臓を診る科、「呼吸器科」は肺を診る科というように、それぞれ専門領域が特化していますが、感染症科の場合、とくに臓器は決まっていません。

というのも、肺や皮膚だけでなく、髄膜炎《ずいまくえん》や脳の膿瘍《のうよう》のように頭の中にも感染は起こるし、ＨＩＶみたいに結果的にさまざまな病気が全身に発症する可能性がある感染症もあるからです。

いまのところは、内科の中の感染症科が担当ということになりますが、今後ＨＩＶの患者さんが増加すると、そういう特殊な科だけではなく、いわゆる「一般内科」、つまりふつうの内科でも診なければ間に合わなくなるときが来ると思います。

ＨＩＶに感染して、わたしたちの外来に来ている患者さんの多くは男性なのですが、女性も着実に増えています。女性の患者さんの特徴のひとつは、性的に接触した相手の数が男性の患者さんよりもうんと少ないことです。また、**自分がＨＩＶに感染するかもしれない、というリスクについての認識が、感染がわかるまでほとんどなかった**、というのも多くの患者さんに共通しています。

今後、異性間の性的接触を通じてＨＩＶが女性に広がっていくのは確実で、もはや時間の問題です。でも、いまならまだ、女性への感染の広がりを防ぐのに間に合う時期なのではないか、と常々思っていました。

こういった経緯があって、二〇代から三〇代の女性にＨＩＶのことをお話しすることができないかと考えていたので、今日このような機会を得て、とてもうれしく思っています。

II

ＨＩＶ／エイズの症状と感染経路

4 HIVは一生付き合っていかなければならない病気

本田——たとえば、ガンの場合ですと、治療開始後五年の時点で生存している人の割合を「五年生存率」と示すことがあるように、治療後、もし五年間生き延びられたら、治療は一応成功と考えられています。

また、ものすごくおなかが痛くて、病院へ行ったら盲腸炎（虫垂炎《ちゅうすいえん》）だとわかっても、手術をしたら、一週間くらい入院していると傷もふさがってくるし、熱も下がります。その後、一回くらいは外来に来るかもしれないけれど、「盲腸治りましたね、よかったですね、じゃあね」と、退院すればその病気とはお別れすることができる。

でも、そうでない種類の病気がいくつかあります。たとえば高血圧とか糖尿病。糖尿病は一回患《わずら》ったら治ることはありません。食事療法《しょくじ》だけでいいとか、お薬を飲まなきゃいけないとか、インスリンを打たなきゃいけない、といったような程度の差はありますが、いずれにしろ一度糖尿病になったら、その人は糖尿病と一生付き合っていくことになるんです。

高血圧も同じです。血圧が高いですよと言われたら、食べものに気をつけるとか、運動する、薬を飲むなど、いろんな療法がありますが、血圧への配慮は、その人の一生にずっとついてまわる問題となります。

もしわたしたちが今日ＨＩＶにかかったとして、ふつうの免疫の力しかなく、何も治療せずに放置すれば、五年後くらいに体調が悪くなって、一〇年経ったらたぶん死んでしまいます（特別に免疫力が強い人もいて、生き延びる人もいるのですが、それはごくまれです）。

病気には、盲腸炎（虫垂炎）のように人生のある時期だけその病気にかかり、あとはすっきり良くなるタイプの病気と、高血圧や糖尿病のように人生のある時期で病気になってしまったら、一生付き合っていかなければならない病気の二種類があるわけです。

ＨＩＶがとっても悲しい病気だと思う理由のひとつは、**かかったら最後、ずっと一生ついてまわる病気**だから。いい薬が開発されたおかげで、ＨＩＶは感染しても死なない病気になりました。ですが、いまのところ、ＨＩＶ感染が完治する方法は見つかっていないので、患者さんは一生薬を飲み続けなければならない。そして、誰かに感染させてしまう可能性を、ずっと抱えて暮らさなければならないのです。

5　ＨＩＶ感染直後のこと

Nさん　ＨＩＶに感染すると、どんな症状が現われるんですか。

本田——まず、全員に出るわけではないけれど、初期症状があります。「急性レトロウイルス症候群」と呼ばれています。

ちょっと難しい話になりますが、中学・高校の生物を思い出して聞いてください。「レトロ＝retro」は、後退する、とか逆向きに進むという意味です。ふつう生物の遺伝情報は、細胞の中にあるＤＮＡに含まれていて、その情報は、ＲＮＡに移されて運ばれていきます。これを「転写《てんしゃ》」と言いますが、レトロウイルスの場合はＤＮＡを持たず、遺伝情報はＲＮＡに含まれています。

このウイルスが他の生物の細胞に侵入すると、自分のＲＮＡをＤＮＡへ移して、自分のコピーをつくってどんどん増えていきます。DNAからRNAへ情報を伝えるふつうの生物と違って逆向きに、RNAからDNAへと情報が移動することを「逆転写」と言います。

ちなみにインフルエンザもウイルス感染ですが、インフルエンザにかかったことはありますか？　どんな症状だった？

Kさん——船に乗ってるような感じで、高熱でくらくらして、おなかを壊したり……。

本田——それと筋肉が痛かったり、のどが痛くなったりしませんか？

Oさん——そういえば、ただの風邪のときにはあまりならないけど、インフルエンザのときには、体の節々が痛かったり、筋肉痛になったりしますね。

本田——HIVに限らず、ウイルスが体の中にどっと増えるときにはそういった症状が出るんです。

急性レトロウイルス症候群の症状で代表的なのは、のどが腫れて痛くなったり、高熱が出るというものです。それから筋肉痛になったり、体がだるくなる。下痢になる人もいます。

そのような症状がだいたい二週間くらい続いて、そのうちすっきり治ってしまいます。だからもっと後になって、ＨＩＶ感染が判明した患者さんから、「あのときは夏風邪だと思っていましたが、もしかしたらそのときＨＩＶに感染していたのかもしれない」という話を聞くことはよくあります。

Oさん そういったインフルエンザ的な症状が、感染した直後に出ない人もいるんですか。

本田――出ない人もいます。でも、症状が出ないからといって病気が進行していない、というわけではないので、そういう人は、自分では全然気づかないうちに体の中でいろいろな変化が起こっていることになります。

6 感染後の潜伏期間

本田――そして、次にほんとうに何の症状もない期間が続きます。この時期は、体をウイルスなどの外敵から守る役目をするリンパ球の減りもゆっくりですし、ウイルスの量も横ばいで安定している時期。その後、ウイルスが増えはじめると、リンパ球の数があっという間に激減していくのだけれど、それまでは体の異常もほとんど見受けられません。

ただし、ときどき単発的に病気を引き起こしたりはします。たとえば、「帯状疱疹《たいじょうほうしん》」と言って、体の片側にだけブツブツができてしまう病気になることもあります。

Iさん 半分だけなんですか。

本田――そう、ふつうは体の右か左、半分だけです。

ＨＩＶに感染していると、ひどい帯状疱疹を起こすことがよくあります。でも、いざ症状が出たときに病院へ行っても、ふつうの内科の先生は、まさかこんな元気そうな人がＨＩＶだなんて思わないから、「帯状疱疹だね、気をつけてね。この薬を一週間飲んだら良くなります」と診断して、それっきりになってしまうことが多いのです。

わたしたちの外来に来る方に話を聞いてみると、全体の三割くらいの患者さんが、過去五年間のあいだに帯状疱疹を発症しています。あるいは、本人は覚えていなくても、洋服を脱いでもらって診察をすると、帯状疱疹の跡に気づくことがあります。「これはどうしました?」と尋ねると、「あ、それは、いつだったか何かできたので、薬を飲んだことがあった」と思い出すこともある。

あとは、口の中にカビが生えて、口が白くなったりすることもあります。

Nさん　カビが口の中に？

本田――そう、カビです。「カンジダ症」って聞いたことありませんか。

Kさん　それって性器にかかる病気じゃないのですか。

本田――そうです。口や女性の膣にできるカンジダ症はよく知られている病気ですね。健康な人でも口の中や膣内にふつうに存在しているカビの一種ですが、疲れや寝不足、ストレスなどで体調を崩したときに出やすい病気です。ＨＩＶに感染していない人にも、口や膣にはときどきできることがあるので、この病気が起きたからエイズだ、というわけではありません。でもこれがたとえば、食道が真っ白になるほどに悪化すれば、エイズを発症している、ということになります。

Oさん　こういった単発的な病気は、同時に起こるのではなくて、たとえば帯状疱疹が出て、次にまた別の病気がというように、別々に発症するものなんですか。

本田――はい。別々に、ひとつずつ出てくるから、病気の原因がＨＩＶであるとなかなかわからないのです。

逆に、そういう病気がひとつ発症すると、自分はＨＩＶなんじゃないかとノイローゼになってしまう人もいるけれど、検査してみると違っていることも多い。悩む前に検査に行くのが大切です。

7　ＨＩＶに感染して、エイズを発症する

Ｏさん　ＨＩＶ感染というのはエイズになる前の段階ということですよね。

本田――そうです。ＨＩＶを英語で言うと、Ｈは“Human”、これはヒトのことですね。Ｉは“Immunodeficiency”と言って「免疫不全」のこと。「不全」とは、体を守る免疫の機能が失われる状態を意味します。Ｖは“Virus”、ウイルスです。「ヒト免疫不全ウイルス」というウイルス。それが体の中にいろんな経路を経て入ってくるのです。

血液の中には赤血球と白血球と血小板があって、その白血球の中に「リンパ球」というのがあります。「リンパ球」という言葉は生物の授業で習ったと思いますが、覚えていますか？　リンパ球は人間の体を守っている兵隊のような働きをしています。ＨＩＶというウイルスは、そのリンパ球をどんどん壊していく。

体にＨＩＶが入ってくると、一日にだいたい一〇億個ずつという恐ろしいスピードでウイルスが増えていきます。増えたウイルスはリンパ球をどんどん破壊していく。

体を守る兵隊がどんどん減っていって、ある日、兵隊はいなくなってしまいます。すると体調が急激に悪くなって、何か病気が起きる。その病気が起きた段階を「エイズ」と呼びます。

エイズ（ＡＩＤＳ）は、正式には“Acquired Immunodeficiency Syndrome”（後天《こうてん》性《せい》免疫不全症候群《めんえきふぜんしょうこうぐん》）と言います。

「後天性（Acquired）」というのは「先天性＝生まれつき」じゃない、生まれてから後にそうなったという意味です。「シンドローム（Syndrome）」は症候群、つまり、いろんな症状の集まりということですね。エイズも、いろいろな原因でさまざまな症状を発症します。たとえば結核になるとか、肺炎になるとか、ガンになるとか。

エイズの患者さんの大きな脅威に日和見感染症《ひよりみかんせんしょう》というのがあって、健康なときには無害だったり弱い毒性しかない菌やカビでも、体の抵抗力が落ちると撃退できず、感染して症状が出ることがあるのです。

「日和見感染症」の日和見《ひよりみ》は、英語ではopportunisticと言います。これは「物事の成り行きを見て、チャンスがあれば」とか「機会をうかがう」という感じ。体の抵抗力が弱まったら、その機会を見てウイルスや細菌が悪さをする、ということです。

だから、HIVに感染した人は、直接HIVが原因で死ぬわけではなくて、HIVにかかったことによって起こってくる、いろいろな感染症やガンによって亡くなるわけです。

Iさん——HIVが原因とは言えないということですか?

本田——実際に最期にHIVというウイルスで死ぬわけではありません。HIVが体の中に入ってくると、体を守る兵隊を一人ひとり倒していって、体を守る力を徐々に奪っていきます。そうなると、さまざまな外敵からいっぺんに攻められることになる。だから最終的にはHIV以外の病気にかかって死ぬ。でも、それはHIVが体の中にいるから起きることです。つまり、**体の抵抗力を弱め、さまざまな病気を引き起こす原因がHIV**ということです。

Nさん——HIVが体に入っても、エイズを発症しない人もいるんですか。

本田——HIVに感染して何も治療をしなければ、基本的にはエイズの発症をまぬがれることはできません。ただし、発症が極めて遅いという人もいます。ふつうの人であれば、HIVに感染してからだいたい一〇年くらいかかって、リンパ球(さっきのたとえで言えば「兵隊」)が破壊されていって、その数がゼロになっていきます。それが三年くらいでゼロになる人もいるし、例外的に一五年経ってもあまり減らない人もいるんです。

体を守っているリンパ球の中に、免疫システムの司令塔として働く「ＣＤ４《シーディーフォー》陽性リンパ球」というものがあります(以下「ＣＤ４」と呼びます)。ＨＩＶは、この「ＣＤ４」を選んで、その中に入り込み、破壊してしまいます。だから、「ＣＤ４」の数がどのくらい保たれているかが、体の免疫状態をあらわす目安になります。

わたしたちの病院で使っている資料を例にとってご説明しますね。図1のグラフの縦は「ＣＤ４」の数、横が発症してからの時間の経過を示しています。

「ＣＤ４」の数は、ふつうの人だと一㎣（一ccの一〇〇〇分の一）の血液の中に七〇〇個から一三〇〇個くらいです。ＨＩＶに感染するとその「ＣＤ４」がどんどん壊されていく。だいたい「ＣＤ４」が二〇〇を切ると、いろんな病気が起きやすくなります。いわゆるエイズを発症しやすい状態になってくる。

たとえば「ＣＤ４」の数が一〇とか三ぐらいになっても、元気にその辺りの道を歩いている人もいますけど、いつエイズを発症するかわからない危険に、常にさらされている状態です。

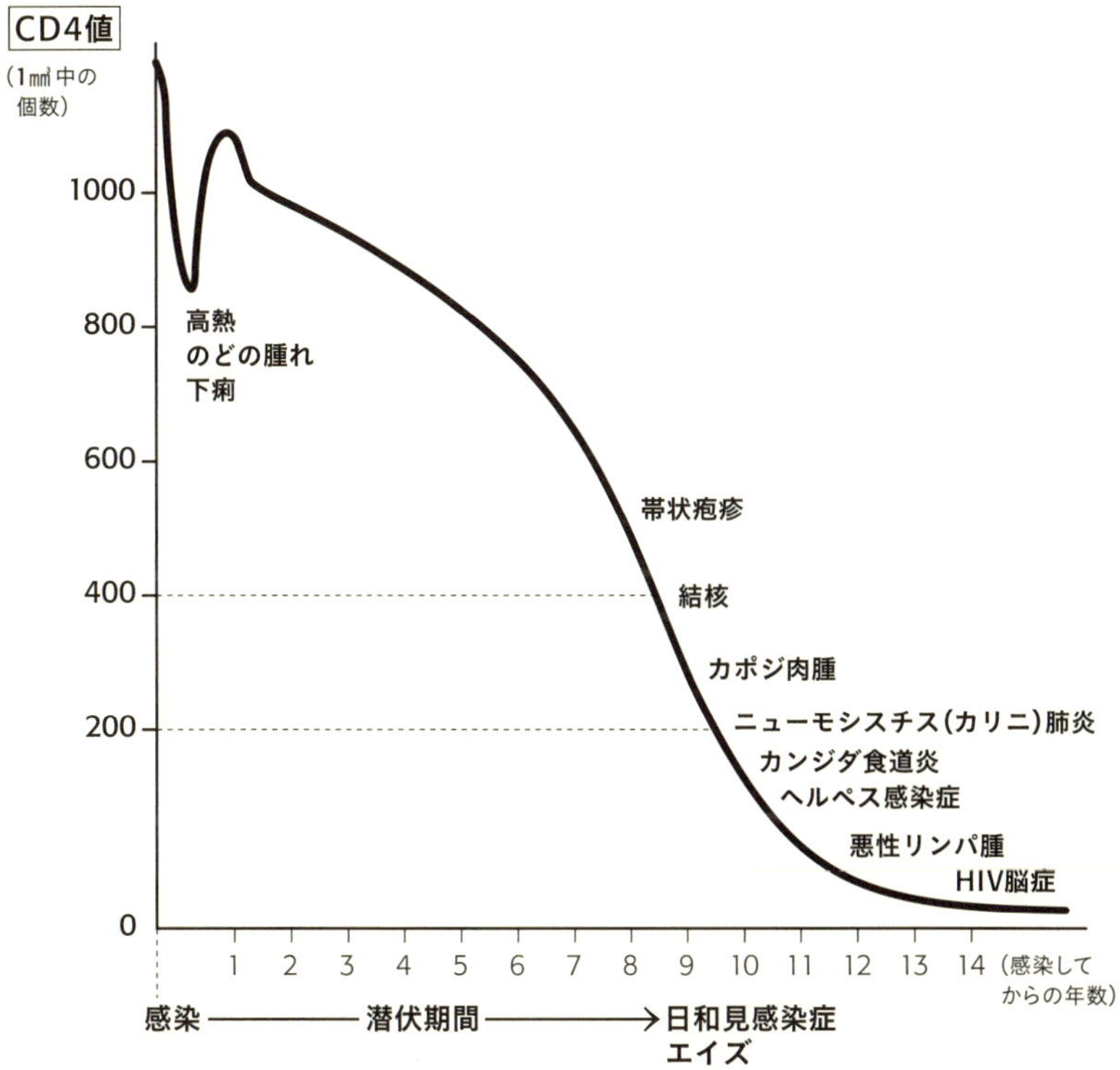

［図 1］HIV 感染からエイズ発症まで

HIV は人間の体を守るリンパ球のひとつ「CD4 陽性リンパ球」を破壊します。感染して間もなく初期症状が出る場合もありますが、無症状の潜伏期間が平均 10 年続きます。やがて免疫機能が低下し、健康ならば感染症を起こさない細菌やウイルスが原因で病気を発症（日和見〔ひよりみ〕感染症。本文 36 ページ参照）。この状態をエイズと呼びます。

ＨＩＶに感染後、この病気が出たら「エイズ」ですよ、と言われている病気があります。たとえば「結核」とか、「ニューモシスチス肺炎（カリニ肺炎）」とか、その他にも繰り返し発症する細菌性の肺炎などです。

実際にわたしたち医者が、この患者さんはエイズだといって心配するのは、その「エイズ指標疾患」というグループの病気が発症してからです。

ニューモシスチス肺炎（カリニ肺炎）は、ＨＩＶで死ぬ人たちの第一の原因です。その他にはたとえば、悪性リンパ腫とか、トキソプラズマという原虫の感染などさまざまな病気があります。

「結核」は昔の病気だと思っている人がいますが、いまでも決して少なくありません。「カポジ肉腫」って聞いたことありますか？『フィラデルフィア』という映画を観たことがある人もいるかもしれません。この映画はわたしが働いていたことのある病院で撮影されたそうなので、観るととても懐かしく思うのですが、トム・ハンクスが主演で、ＨＩＶにかかった弁護士に扮しています。カポジ肉腫というのは主に皮膚に広がるガンのようなもので、赤紫のしみのような斑点がポツポツと皮膚に現れます。映画の中で彼は顔にできた「カポジ肉腫」が原因でエイズにかかっていることをみんなに知られることになりました。

8 死ぬときは苦しいの？

Kさん エイズになってしまったら、死ぬときは苦しむのでしょうか。それともポックリ……ということもあるのですか。

本田――亡くなり方はいろいろです。だけど身体的な苦しみを経験する人が多いと思います。

どうしてかというと、たとえば、これもエイズの死亡要因としてはかなり多い病気ですが、悪性リンパ腫を発症するとします。HIVが原因だとはいっても、ガンで死ぬのとまったく同じというか、それはガンそのものなんです。

抗ガン剤をたくさん使って、副作用で気分が悪くなる。髪の毛は全部抜ける。化学療法が終わったら検査して、検査の結果を見て調子が良ければ一ヶ月後にもう一回化学療法をする、というような、すごく大変な治療もあります。

また、肺炎で亡くなる場合は体に酸素をとりこめなくなるので、非常に苦しい最期を迎えることになります。カポジ肉腫が皮膚だけでなく内臓にもできた場合には、もろくなった部分から大出血を起こすことがあり、これも亡くなる直接の原因となりえます。

Oさん　本田先生は、自分の患者さんだった方が、どんどん亡くなられていくのを経験されているのですか。

本田——そうですね。わたしがアメリカに行く前に、いまの病院で働いていたときは、正味十一ヶ月の間にたくさんの患者さんがエイズで亡くなっていきました。主に、入院している患者さんを診ていたということもあるけど、今月は誰も亡くならなくて良かったな、という感じだったんです。でも**いまは亡くなる患者さんの数は驚くほど減ってきました。**

亡くなる患者さんの典型例は、ＨＩＶだということがわからないままよその病院でずっと肺炎の治療をしていてなかなか良くならず、最後の最後にすごく病状が悪化してからＨＩＶ感染が判明して、わたしのいる病院へ送られてくるような人です。こういう場合、ＣＤ４が一桁であるのは珍しくなく、診断の遅れが治療の遅れにつながって、残念ながら亡くなってしまう場合もままあります。

でも、わたしが外来でずっと定期的に診ている患者さんの中で、体の調子が悪くなって亡くなった人は、いまのところゼロです。アメリカから戻ってきて外来を始めてから三年以上経ちますが、ひとりもまだ亡くなっていません。定期的に受診を続けていれば、治療を始めるタイミングを逃すこともありませんし、いい薬ができたおかげで、みんな死ななくなったんです。

自分がＨＩＶに感染していることを知らずに過ごして治療の機会を逃し、エイズを発症してしまった場合、その最期はかなり苦しい経験をすることになる可能性が非常に高いと思います。でも、病気が進行していない、**ごく早期の段階でＨＩＶ感染を見つけることができて、しかもきちんと治療を受け続けることができれば、いわゆる日本人の平均的な寿命が見込まれる**のではないかと考えられています。

9　ＨＩＶに感染する経路①——セックス

本田——では、ＨＩＶがどうやって体の中に侵入してくるのかということ、つまり「感染経路」について、少し話をしますね。

まず、みなさんも記憶にあると思いますが、血友病の患者さんにＨＩＶが混じった血液製剤が投与されて感染してしまった、いわゆる薬害エイズが有名です。その他にも、麻薬を打つときに同じ注射針を使い回して感染者のウイルスが自分の体に入ってしまう場合や、ＨＩＶに感染している母親からその子どもにうつってしまう母子感染など、さまざまな感染の経路があります。しかし、**一番多いのはやはり性的な接触、セックスによる感染**です。

日本では、男性から男性に感染するケースが一番多いのですが、もちろん男性から女性への感染もあるし、女性から男性もあります。世界的にも、男性から女性への感染によって、女性の感染者が急増していることが問題になっています。

ＨＩＶは粘膜《ねんまく》を介した場合、非常に強い感染力を持ちます。とくにその粘膜が傷ついていれば、ますます感染しやすくなります。男性から男性への感染がなぜ多いのかというと、セックスのときに性器を相手の肛門の中に入れることが大きな要因です。肛門や直腸の粘膜というのは膣の粘膜よりもとても薄いので、傷つけやすいのです。

ウイルスを数えるときの単位を「コピー」と言いますが、ＨＩＶに感染している人の血の中には、治療を受けていなければ、一ccの中に一〇万コピーとか一〇〇万コピーという数のＨＩＶがいるんです。だから、感染者の血液や精液が傷ついた粘膜

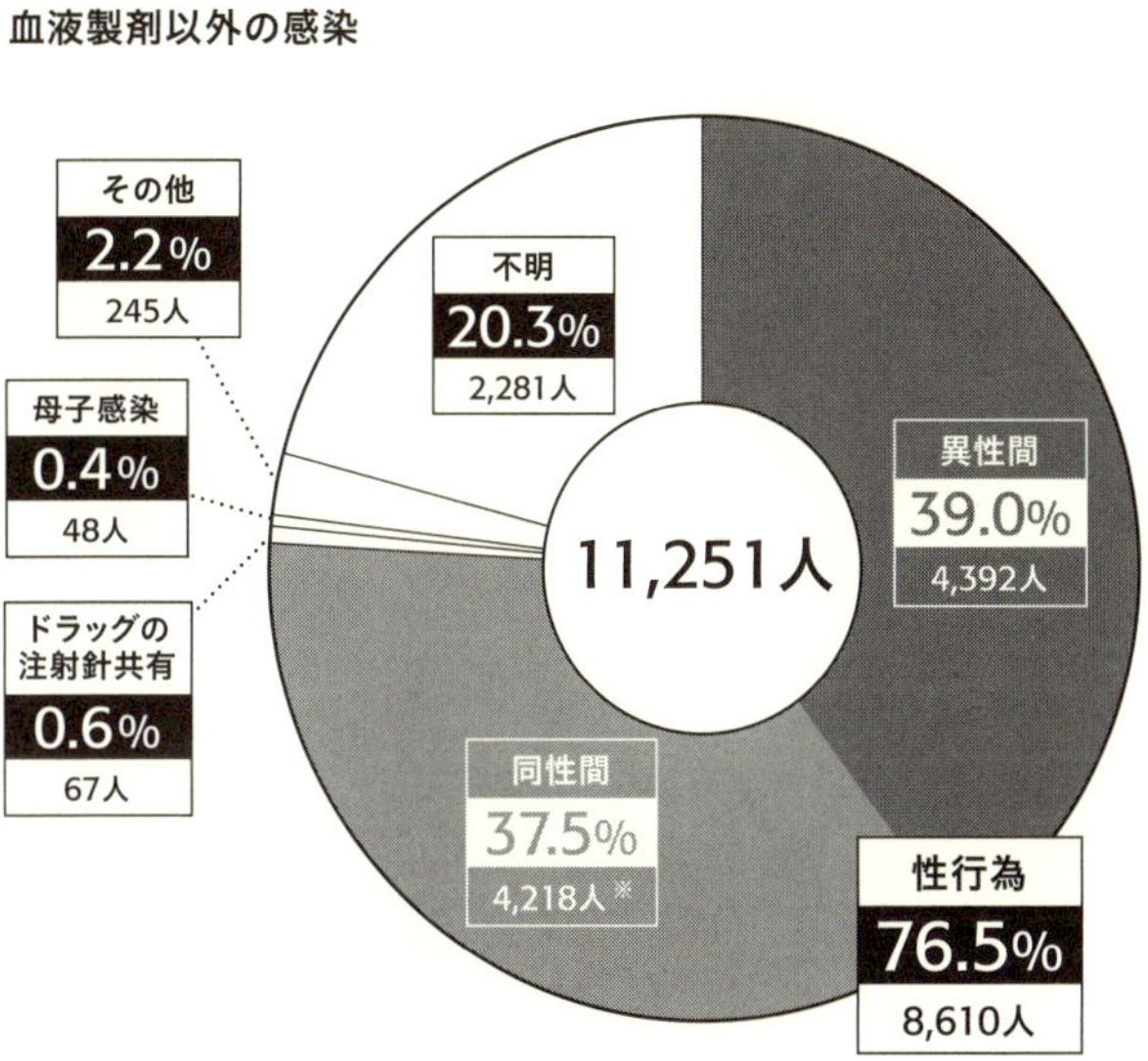

[図 2] HIV 感染者の感染経路

HIV の感染経路は、血液製剤による感染者を除くと、「性行為」「ドラッグの注射針の共有」「母子感染」「医師による針刺し事故」(針刺し事故はグラフでは「その他」に含まれる) などがあり、そのうち「性行為」による感染が大部分をしめています。近年は、異性間性行為による感染が増加しており、感染者の拡大が懸念されています。

※ 両性間性行為を含む
[出典] 厚生労働省エイズ動向委員会による 2006 年 4 月 28 日の報告

に接触すると、そこから一挙に敵（＝ＨＩＶ）が流れ込んでくる。膣よりも肛門のほうが感染しやすいという意味で、男性の同性愛者間での感染が多いと言われています。

でも最近では、男性と女性の間でも、膣ではなく肛門を使う、アナルセックスと呼ばれる行為をする人も増えてきているみたいです。経験があるかどうかについては、個人的には聞きませんが、この言葉は聞いたことありますよね。

一同……（笑）。

本田――そうなると、男同士のセックスで感染する病気だというのは間違っていることになります。

先ほどもお話ししましたが、肛門を使った性的な接触は、男性でも女性でもＨＩＶやその他の病原体にとても感染しやすいのが特徴です。肛門の粘膜はとっても薄くて傷つきやすいので、その破れたところから、体の中にウイルスが入ってくる確率が高いのです。

だから、感染経路に関して言えば、同性／異性を問わず、**アナルセックスでの感染の危険がもっとも高い**と言えるでしょう。もちろん膣の粘膜や口の粘膜を介しての感染の可能性も忘れるわけにはいきませんが。

10 HIVに感染する経路 ②――母から子どもへ

本田――感染経路のふたつめは、HIVに感染している人が妊娠し、その子どもに感染するケースです。

お母さんから子どもに感染する可能性には三つの場合があります。

ひとつめは、おなかに赤ちゃんがいる間に、子宮の中で感染する場合。

ふたつめは分娩、お母さんのおなかから出てくるときに感染してしまう場合。お母さんの産道を通って出てくる間に、誰でも赤ちゃんは血まみれになるからです。生まれてくるときはほんとうに大変だから、赤ちゃんに傷がつくこともあるし、赤ちゃんがその血を飲んでしまうこともある。そこで感染してしまう。

三つめはおっぱい。赤ちゃんが母乳を飲むことによる感染です。お母さんがHIVに感染していると、母乳にもウイルスがたくさん分泌されます。だから、生まれたときにはHIVに感染していなくても、感染しているお母さんのおっぱいで育てていると、子どもも感染してしまうことがあります。

わたしの患者さんにも、そういう悲しいケースがあります。四〇代後半の女性で、彼女にはふたりの子どもがいます。ひとりめの子どものときには、母乳が出なかったから育児用の粉ミルクを飲ませて育てた。ところが、ふたりめの子どものときは母乳が出たので、すごくうれしくて、母乳で育てたのだそうです。

子どもたちが一〇歳くらいになったときに、お母さんの体調が急に悪くなりました。調べてみると結核にかかっていた。おかしいと思って、病院でいろいろ検査をしたら、口の中にカビが生えている。「あなたはふつうの状態じゃないと思うから、いろいろ検査してみましょう」とお医者さんに言われて、調べてみたらＨＩＶに感染していました。

ＨＩＶに感染していた場合、その感染者の家族の検査をお勧めしています。でも、医者のほうから、「あなたはＨＩＶに感染しているかもしれないから調べましょう」と家族を引っぱって連れてくることはできません。感染者ご本人に話をして、連れてきてもらうようにお願いする。感染者、この場合はお母さんが、自発的に家族に話をして、家族が自分の意志で来なきゃいけない。

この家族は、夫婦と男の子ふたりの四人家族で、先ほどお話ししたように、まずお母さんがＨＩＶに感染していることが判明しました。

彼女の一㎣の血液中の「ＣＤ４」の数は三〇でした。三〇でも元気な方もいるのですが、ふつうは一〇〇〇くらいいる兵隊が三〇しかいない状態なので、何かきっかけがあると病気になってしまう。

続いて検査をしたご主人はやっぱり陽性でした。でも、ご主人の「ＣＤ４」は四〇〇くらいあって、まだそんなにひどくはありませんでした。ひとりめの息子さんは、幸運なことに**陰性（ネガティブ）**だった。**陰性というのはウイルスに感染していない、**という意味ね。

下の男の子はすごくかわいくてとても元気で、外見上は何も問題がなさそうでしたが、検査をした結果、残念なことに**陽性（ポジティブ）**でした。**陽性は陰性の反対で、感染しているということ**です。

一〇歳くらいの子が性的な接触を行なっている可能性は低いし、お母さんから感染したと考えるのが一番自然です。

もちろん上の子どもの妊娠出産のときには、お母さんがＨＩＶに感染していなかった可能性もありますが、ふたりの子どもの育った環境で何が一番大きく違ったかと言えば、下の子のときには、お母さんのおっぱいがたくさん出て、その母乳で育てたということでした。いまとなっては、下の子を母乳で育てたことがすごく悔やまれますと、お母さんは泣いていました。

でも、なってしまったものはしょうがない。感染してしまったら、いまできる最善の治療をするのが一番です。この家族の場合、幸運なことにご主人も一番下のお子さんも、まだ薬を飲むほどには病気が進行していませんでした。

ＨＩＶの薬については後ほどお話ししますが、ＨＩＶに感染していると判明したら、すぐに全員薬を飲まなきゃいけないというわけでもありません。「ＣＤ４」の数がある程度減ってきたところで薬を飲みはじめます。「ＣＤ４」の数がだいたい二五〇以下になったら、薬を飲みはじめるというのがいまの一般的な治療法です。

ですから、このご主人と下のお子さんについて言えば、現在定期的に検査はしているのですが、「ＣＤ４」が二五〇を下回る状態になるまでは、治療はせずに見守っています。

11　ＨＩＶに感染する経路③ ——「血液製剤」の使用

本田——ＨＩＶ感染経路の三つめは、「血液製剤」を使用することで感染してしまうケースです。「血液製剤」という言葉を聞いたことはありますか？

Oさん「薬害エイズ」のニュースで聞いたことがあります。

本田——そうですね。これは、ＨＩＶが混入した血液を原料にした血液製剤を投与されて感染してしまったケースです。

血液製剤というのは、人間の血液の成分からつくられるもので、全血製剤（血液中のすべての成分を含む）、血液成分製剤（血液の中の特定の成分だけを抽出）、血漿《けっしょう》分画製剤（血漿中に含まれるタンパク質から必要な成分を抽出）などに分かれ、さまざまな病気の治療に用いられています。

では、なぜその血液製剤にＨＩＶが混じっていたのでしょう。

アメリカには、全国で献血を実施している日本赤十字社のような機関があります。無償で自分の血を提供する赤十字での献血とは違って、その他に血液を買い取ってくれる機関もあります。有償の場合は「売血《ばいけつ》／買血《ばいけつ》」と呼ばれます。

貧しい人などは、お金を得る手段として、そういうところに血を売りに行くこともあります。

現在は禁止されていますが、かつては日本でも「売血／買血」はありましたので、年配の方はご存じだと思います。

血を売らなければ生活できないような人たちは、健康状態が悪かったり、ドラッグをやっていたり、生活環境があまり良くない場合が多く、感染が広がりつつあったＨＩＶ、あるいは肝炎などにかかっている可能性が高かったのです。結果的に、ＨＩＶに感染している血液を原料に「血液製剤」がつくられ、多く流通してしまうことになりました。

血友病は、出血したときに傷口で血を固めるためのタンパク質（凝固因子《ぎょうこ》）のひとつが、遺伝的に不足している病気です。ちょっとした出血でも、放っておくと長時間続いてしまうので、血液製剤を使って、不足した凝固因子を補い止血をします。

日本がアメリカから輸入した血液製剤の中にはＨＩＶに感染した人の血からつくられたものも混じってしまいました。

そして、その血液製剤を使用した血友病の患者さんが、ＨＩＶに感染してしまう事例が起こってきたのです。

そのため一九八九年五月に大阪、十月に東京で国（旧厚生省、いまの厚生労働省）と「非加熱」の血液製剤を販売した製薬会社五社に対し、感染者や遺族の方たちが損害賠償を求める訴訟《そしょう》を起こしました。一九九六年三月、東京、大阪両地裁が第二次和解案を提示し、ようやく和解が成立しています。

このようにＨＩＶが混入した血液製剤を治療に使用したことで感染してしまった血友病の患者さんは、約一五〇〇人、現在でも闘病を続けていらっしゃる方が約九〇〇人ぐらいです。

Ｉさん　現在は、輸血の血はもう安全なんですか。

本田――基本的には、すべての血が安全なわけじゃない、と考えておいたほうがいいでしょうね。

献血をしてくださった方の血液が日本赤十字社に集められると、ごく微量のウイルスも検出できる機械を使って検査されます。ある程度のウイルス量があれば絶対に見つけることができる。

でも、その「ある程度」が、どの程度かというのが問題です。実際に見逃されてしまう可能性もあります。

献血で提供された血液についてはすべて、ＨＩＶの抗体検査とＨＩＶそのものの有無の検査を実施しています。ここで強調しておきたいのは、**この検査は献血された血液を受け取る患者さんの安全のために行うもので、提供した人が感染しているかどうかを調べるためのものではない、ということです。自分がＨＩＶに感染しているかどうかを調べたいから、といって献血を利用するのは絶対にやめてください。**万が一感染している場合、あなたの血を輸血された見知らぬ誰かを感染させてしまうことになります。

献血について、もっと詳しく知りたい人は、インターネットで日本赤十字社のサイト（http://www.jrc.or.jp/sanka/blood/kind.html）をご覧ください。

12　ＨＩＶに感染する経路④――ドラッグ

本田――その他の感染経路としては、麻薬の注射濫用《らんよう》者の間の感染があります。

麻薬を自分で打つ人たちは、お金がもったいないので、みんなで同じ注射針を使い回したりする。注射すると、針は中がストローみたいに空いているから、そこに血が入るでしょう。

次の人は、その血液を自分の体内に麻薬と一緒に押し込む。次の人は前のふたりの血液を押し込んで、次の人も押し込んで、ということになるの。性行為による感染よりもずっと高い確率でＨＩＶになってしまいます。

日本でも、このごろ「クスリ」をやっている人がすごく多いのです。

Ｉさん 麻薬とか覚醒剤とか、注射を打つようなあのクスリですか。

本田――注射のクスリを使う人も増えてきています。でも、その入り口として飲んだり吸ったりするタイプのクスリを使っている人は信じられないくらい増えてきました。

Ｋさん アンフェタミンというクスリのことは聞いたことがあります。

本田――アンフェタミンは覚醒剤の一種ですね。

ゴメオなんて聞いたことある？　いまは麻薬に指定されているので使うことはもちろん、所持しているだけで逮捕されることになりましたが、少し前までは合法のドラッグとして売っているところもありました。錠剤の大麻《たいま》みたいなクスリで、高校生がよく売り買いして補導されたりしていたんです。こういったクスリは、「ゲートウェイ・

ドラッグ」（入門薬）といって、最終的に、より危険な麻薬や覚醒剤の濫用にいたる入り口になってしまうおそれがあるので、軽く見てはいけないのね。
　ゴメオを飲むと、すごく気持ちよくなって、とくに性行為のときは盛り上がるんですよ、と患者さんが言ってました。わたしの外来に来るようになって一年以上経って、治療の薬も飲んでるのに、「このゴメオというクスリと、自分のＨＩＶの薬の飲み合わせは大丈夫ですか」なんて聞いてくる困った患者さんもいました。

Kさん　（笑）……たくましいですね。

本田——クスリを使った性行為のもっとも怖いところは、いわゆる「安全な」防御策、具体的にはコンドームを使うことですけど、そんなことなどどうでもいいような投げやりな気分になって、性感染症のリスクの非常に高い、危険な行為をしがちになってしまうことです。ぜひやめてほしいと思います。

13　ＨＩＶに感染する経路⑤——針刺し事故など

本田——それから最後に、これはわたしたち医療従事者の問題なんですが、ＨＩＶの患者さんを治療していて、採血した針を誤って自分に刺してしまったというような、いわゆる「針刺し事故」のケースも感染経路のひとつです。

ＨＩＶに感染した人の手術をしていて、そのメスで自分を刺してしまうなど、治療上の事故で医療従事者がＨＩＶに感染してしまうケース。

Ｉさん　最初にエイズに携わることになったとき、感染するかもしれないと抵抗を感じることはなかったですか。

本田――わたしの場合は、いまの職場にすごく尊敬している先生がいらしたんです。ＨＩＶに限らず、一般的な感染症の勉強ができるといいなと思って、その先生のところで勉強させてもらえないですか、とお願いしました。

先生は、「ここに来ちゃうとＨＩＶが主になっちゃうけど、いい？」とおっしゃいました。わたしとしては、ＨＩＶはおまけのようなもので、先生のもとで感染症の勉強ができるんだったら、一年間くらいＨＩＶのことをやってもいいなと思った。だから、最初はそんなに深く考えてなかったの。

Ｋさん　でも、ＨＩＶの患者さんたちと深く関わるわけじゃないですか。もちろん日常生活では絶対感染しないとわかっていても……。

本田――それは緊張します。とくに採血とか、そういった医療業務を患者さんに対して行うわけだから、最初はすごく緊張しましたね。

Nさん お医者さんでもそういう職場を嫌がる人って、やっぱりいるんですか。

本田――いるかもしれません。ただ、HIVというのは、内科医としてはとてもいい経験になるんです。いままで経験してこなかったようなことが勉強できるから、若いうちに現場で勉強したいという人たちはすごくたくさんいます。

HIVだけじゃなくて、たとえばB型肝炎とかC型肝炎とか、医療従事者が感染の機会にさらされる感染症は他にもいろいろあります。

B型肝炎はHIVよりも一〇〇倍くらいうつりやすい。患者さんに使った注射針を誤って自分に刺してしまった場合のHIVの感染率は〇・三％（つまり千人に三人ね）と言われていますが、B型肝炎だと、それが三〇％（千人なら三百人！）以上になることがわかっています。

だから、医者になった時点で、患者さんから何か病気がうつるかもしれないというリスクはみんな認識していて、常に気を配っています。別に感染症科の医師に限らず、臨床医として働いている人はみな同じだと思います。

Iさん――歯医者さんもですか？

本田――歯医者さんもそう。

Oさん――歯医者さんでバイトしていたことがあるんだけど、先生から、あの患者さんは前にB型肝炎になった人だから、消毒するとき気をつけてって言われたことがある。

本田――歯医者さんも手袋をお使いになるでしょう？　わたしたち感染症専門の医者も、患者さんにただ触れるときは素手だけど、針を刺したりするときは必ず手袋を使います。

手袋をなぜ使うかというと、自分の身を守るという意味と、知らない間に自分に病原体がついてしまって、治療する際に別の患者さんにうつしてはいけないという、患者さんを守る意味の、両方があります。

コラム1　日本のエイズ治療ネットワークの発展とその背景

一九八九年五月の大阪、一〇月の東京である訴訟が起こされました。血友病の治療に使われていた非加熱血液製剤にＨＩＶが混入していたために、その製剤を使った血友病の患者さんたちの約四割がＨＩＶに感染してしまっていました。この訴訟は、血友病の治療によってＨＩＶに感染してしまった患者さんたちが、この製剤を認可した当時の厚生省と、製剤を販売した製薬企業五社を相手に起こした、損害賠償訴訟でした。

この裁判は提訴から七年後の一九九六年三月に国と製薬会社が全面的に責任を認め、和解が成立しました。

裁判を通じてわかったことはいくつもありますが、なかでも多くの患者さんが社会的に差別を受けたり、またＨＩＶに関して十分な医療を受けることができなかったという事実は、とても残念なことでした。

和解に際してはいくつかの条件がありましたが、その中には真相の究明、薬害の根絶、そして恒久対策の確立が含まれていました。恒久対策の確立、というのは、今後**永久的に差別を受けることなく質の高い医療を受けられる病院を全国につくる**ことを意味しています。

この要望を受けて、まず国立国際医療センターの中にエイズ治療・研究開発センターという部署が設置されました。これがいまのわたしの職場です。また全国を八つのブロックに分けて、各ブロックに**ブロック拠点病院**をつくり、その下に地域の**エイズ拠点病院**が設置されました。どこもその地域では歴史のある公立病院や大学病院などです。拠点病院の数は二〇〇五年現在、全国で三七〇病院にのぼります。

これは、患者さんが**どこに住んでいても地元できちんと治療を受けられる**ように、わざわざ遠くの病院に通わなくてもいいように、と、国立国際医療センターを中心に設けられた、日本のエイズ治療のネットワークです。拠点病院の医師たちはエイズ治療についての研修会を定期的に開いたり、診断や治療についての情報を共有するシステムをつくって、医療内容の質を保つ努力を続けています。

III

日本の現状を知る

14 HIVの起源

Nさん　HIVはもともとどこから発生したものなんですか？

本田――おそらくアフリカ中西部が起源だろうとは言われています。

Iさん　噂では、白人男性がサルとセックスしたからだって……。

本田――学術的には一九二〇年から三〇年にかけてチンパンジーに由来する免疫不全ウイルスが、人にうつってHIVとなったということが証明されています。ウイルスは動物の体に寄生したら、自分が住みやすいように自分をどんどん変化させていきます。これはウイルスの特性のひとつです。

後で詳しくお話ししますが、月に三回飲み忘れただけでHIVの薬が効かなくなってしまうのも、HIVが自分を変異させるからです。そういった変異をずっと繰り返して生き延びたウイルスであることは間違いない。絶えず変化しているので、ヒトのエイズの起源を特定するのがなかなか難しいんです。

Kさん 実際にＨＩＶに感染している人が最初に見つかったのはどこですか。

本田――ある患者さんの病名に、ＨＩＶ感染症という名前がついたのは、アメリカの西海岸だと思います。サンフランシスコはすごくたくさんゲイがいるところですが、そのサンフランシスコの男性同性愛者の中に、何が原因なのかよくわからないけれど、急に体調が悪くなり、いろんな病気にかかって痩《や》せて死んでいく人がいる、ということがわかったのが最初だと思います。

この病気のことを「エイズ」と呼び、その原因がＨＩＶだとわかったのが、いまから二〇年くらい前のことです。

Kさん そんなに最近のことなんですね。そこからこんなに増えたっていうことですか？

本田――そう、**ほんとうにすごい勢いで増えたんです、過去二〇年で。しかも、日本ではこれから爆発的に増えていきかねない。それがなかなか理解されなくて残念なのです。**

今日みなさんに会ってお話をしようと思ったのも、医師や看護師などの専門家や、いわゆる社会問題としてＨＩＶを扱っている人たちを相手にするのではなくて、ふつうに生活しているふつうの若い人たちに**「日本でもエイズは爆発的に蔓延《まんえん》する瀬戸《せと》**

際《ぎわ》にあるんだ」と声を大にして言いたいと思ったからです。

Oさん 日本で一番最初に見つかったのはいつですか。

本田――日本でエイズ発症が最初に認定されたのは、性的な接触による感染でした。「アメリカ在住歴のある同性愛の男性にエイズが見つかりました」という報告が一九八五年にあったのですが、実はその前に、すでに血友病の患者さんでエイズを発症した方がひとり確認されていたと言われています。

15 アジアで急激に広まりつつあるHIV

本田――世界でもっとも感染者が多いのはサハラ砂漠より南のアフリカですが、それと同じことが現在アジアで起こりつつあります。とくに中国、ミャンマー、ベトナム、インド、カンボジアといった国々でHIVは急激に拡大しています。タイは蔓延するHIV感染症に国を挙げて対応策をとったことで有名です。

Nさん わたしはNGOの勉強をしていて、半年間タイで暮らしていました。タイでは感染者がいるのは当たり前なんです。エイズの友だちがいない子なんかいないんですよ。

それもひとり、ふたりじゃない。

Iさん そういう人は差別されてる？

Nさん 何とも言いがたいと思います。とにかく感染してる人数が多いじゃない？　半年いただけでも、何人かの感染者に会いました。いるのが当たり前っていう意識があるのは、いいことなのか悪いことなのかわからないけど。でも、実際に職場を解雇されることもあるし、親には話せないという人もいました。

本田――タイではＨＩＶは国の大きな問題として取り上げられていて、その積極的な取り組みとすばらしい成果は、多くの国の手本となっています。

二〇〇四年に国際エイズ学会がバンコクで開催されたのですが、その際にも国王はじめ首相や国の指導的立場にある方が積極的に発言し、国民へ呼びかける姿には深く感銘を受けました。国王や政治家、俳優や歌手など有名な方々がＨＩＶ感染者と自然なかたちで握手をしたり、抱き合って挨拶をしたり、感染している子どもを抱いてあやしたりする姿が、テレビや新聞などのマスメディアを通じて広く報道されることは、ＨＩＶ感染症の存在を知ってもらうだけでなく、感染している人に対するいわれなき偏見を払拭《ふっしょく》するのにとても役立っていると思います。

アジアの現状は、日本にとっても他人事ではありません。日本でも感染が広がる可能性があるという一般論ではなくて、大勢の人の行き来が頻繁になっているから。HIV感染者の多い国々から日本に働きに来ている人が増えているし、不法滞在の人もたくさんいます。

また、日本人の男女がHIV感染者の多い国へ行き、お金を払って性的な接触をして帰ってくること、つまり買春も問題になっています。昔は、男の人が圧倒的に多かったと思われますが、いまは女の人も増えていると言われています。そのような行為によって、HIVを持って帰ってくる人たちもいる。

国境を越えた人間の往来がかつてとは比べようもないほど頻繁で大規模になっているので、日本でも今後さらに増加すると思います。

本田——そう、いまのところあまり多くない。だから、このまま増えなければいいと思っています。

Iさん 他のアジアの国々に比べると、日本のHIV感染者数はすごく少ないんですよね。

本田**Oさん** 先進国でHIVの感染者が増えているのは、日本だけというのはほんとうですか。

——キャッチフレーズとして人目をひくし、効果はあるかもしれませんが、事実とは少し違います。アメリカではエイズ発症者は減りましたが、ＨＩＶ感染者は確実に増えています。

でも、「日本だけではないから」といって安心していていいわけではありません。国別にいうと、先進国では患者さんの数自体はやっぱりアメリカがダントツに多いのですが、図3を見てください。これは二〇〇三年から二〇〇五年における各地域の感染者数の変化を示したものです。他の地域でも増加してはいますが、目立って増えているのがアジアとアフリカ。**アジアはこの期間の報告ではじめてアフリカの増加数を抜き、一二〇万人も増えています。**

日本でも、外国からの感染ルートだけではなく、日本人同士の性的な接触で感染者はどんどん増えています。

いま日本国内の感染者は、厚生労働省の統計では、**累積で一万人を超えました。**これは、医療機関や保健所で検査を受けて届け出をした人しか把握していません。**自分がＨＩＶに感染していることを知らずに過ごしている人はその三倍くらいいる**と考えられています。

いま感染者の拡大を抑《おさ》えられれば最善のシナリオですが、このタイミングを逃して

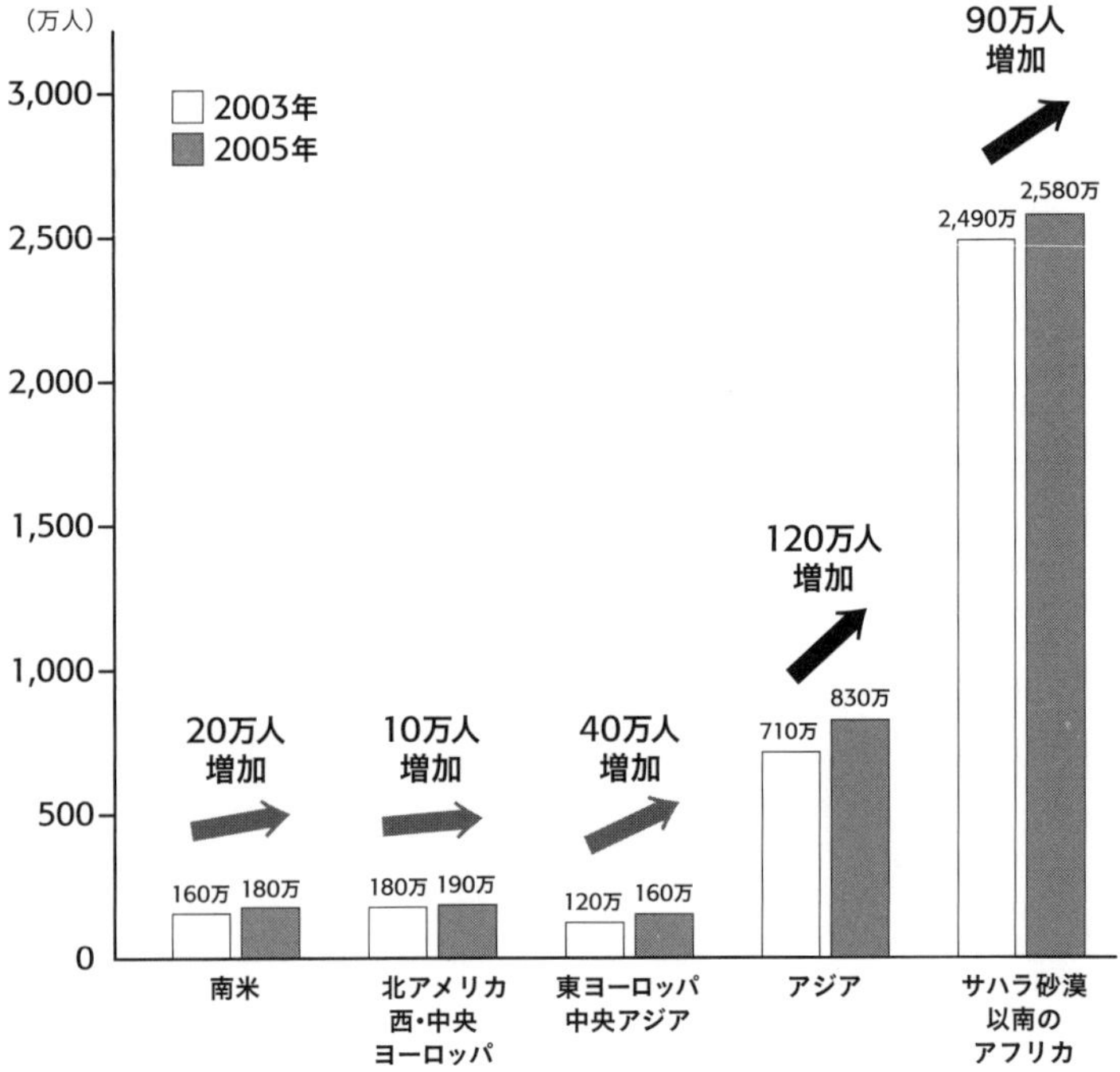

[図 3] アジアの感染拡大

2003 ～ 2005 年の 2 年間における、各地域の HIV 感染者数の変化。感染拡大が目立つのはアジアとアフリカですが、2005 年の報告ではじめてアジアの増加数がアフリカを抜きました。

※数字は推計値。
[出典] UNAIDS, WHO “AIDS epidemic update: December 2005”

しまうと国内のＨＩＶ感染者が爆発的に増えてしまい、ＨＩＶ感染者が人口の一割とも四割とも言われるアフリカ並みとはいかなくとも、タイやインドや中国と同じような感染状況になってしまう可能性が十分にあります。

これから日本やアジアが、サハラ以南のアフリカの轍《てつ》を踏まないようにするには、一人ひとりがＨＩＶのことを自分の問題として考える――遠くの話として聞くだけではなく、**「自分もHIVにかかるかもしれないからちょっと気をつけよう」**と少しでも思ってくれるだけで、だいぶ違ってくるはずです。

16 感染拡大の理由は？

本田――実際に日本でＨＩＶに感染している人がどのくらい増えているかをお話しします。図４は日本の統計です。ＨＩＶへの感染が判明した人は、保健所に届けを出す決まりになっています。このグラフは、届け出た人数の推移を表す統計です。一九九一年くらいから、届け出をした人数がどっと増えていますね。

白丸はＨＩＶに感染しているけれどもエイズをまだ発症していない人の数、黒丸はエイズを発症してしまっていた人の数です。感染が判明したとき、既にエイズを発症していたということは、病気が見つかるのが遅すぎた、ということを意味します。

感染者数はどんどん上昇していて、二〇〇五年の五月には、保健所に届け出た人たちの累積数が一万人を突破したと報告されました（8ページ参照）。

しかし、この病気の一番の問題は、**自分がHIVに感染しているということを知らないで過ごしている人たちが、すごくたくさんいる**ということです。この統計には、そういった潜在的な感染者の数はまったく入っていません。

Kさん　潜在的にどれくらいいるかわからないんですか。

本田——はっきりとはわかりませんが、厚生労働省のHIV感染症疫学研究班によると、このまま何も改善がなければ、二〇〇六年には、HIV感染者数は、二万二千人、二〇一〇年には四万八千人にのぼると予測されています。

わたしの勤務するエイズ治療・研究開発センターでは原則として、HIV抗体検査を受けたいという希望のある方には、保健所や医師会が運営している検査所で検査を受けていただくようにお勧めしています。

自分で「もしかしたら……」と思っている方々というのは、自分の感染の危険性に

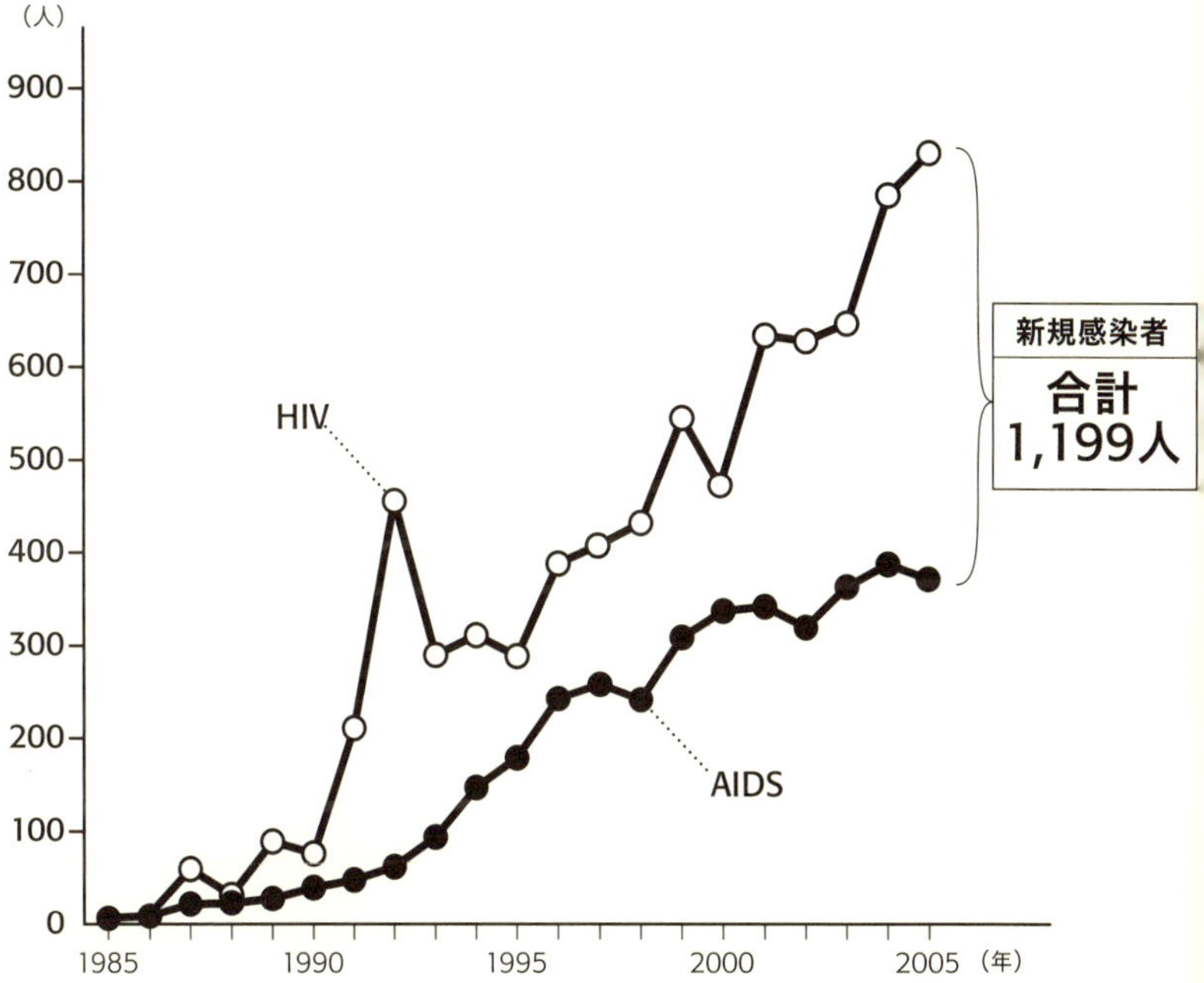

［図 4］ HIV 感染者／エイズ患者の届け出数

HIV 感染者とエイズ患者の届け出数は、ほとんど年々増加の一途を辿っています。2004 年にははじめて新規感染者・患者数が 1,000 人を突破。しかも、これはあくまで保健所による届け出であり、潜在的な感染者はこの数倍にのぼると言われています（1992 年に HIV 感染者の届け出が急激に増えている件については、本文 75 ページを参照）。

［出典］ 厚生労働省エイズ動向委員会による 2006 年 4 月 28 日の報告

ついてよく考えている、という意味で理想的です。でも、ほとんどの人は自分がまさかＨＩＶに感染しているとは思ってもみないので、自発的に検査を受けに行こうとは思わないのです。

そうすると、**病気が進行して何か顕著な病状・症状が出て、どこかの医療機関にその人が現れるまで、わたしたちとしては待ち続けるしかない**、ということになります。そして、**エイズを発症するまでの間に、その人は周囲の多くの人間にＨＩＶを感染させてしまっている**のです。

17 ＨＩＶの検査を受ける——ストップエイズキャンペーンの一時的な盛り上がり

本田——実際にＨＩＶの検査を受けに行った人が、毎年どのくらいいるかというのが、図5のグラフです。一九九二年にものすごく増えて、それからグッと減って現在は横這《よこば》いの状態です。

一九九二年になぜ検査を受けた人が急に増えたのか、わたしも不思議でいろいろ経緯を調べてみました。厚生省（当時）や地方自治体は以前から「ストップエイズキャンペーン」という運動を実施していて、これはいまでもずっと続いています。このキャンペーンに九二年に広告代理店が参加して、有名人を起用するなどして、「おしゃれで明るい」キャンペーン活動を実施しました。いまから十三、十四年くらい前。みなさんがまだ中学生、高校生くらいのときでしょうか。覚えていますか？

Kさん キャッチコピーがあって、コマーシャルで流れていた記憶が……。一時すごく取り沙汰されて、過熱報道とか、エイズ・パニックという言葉を聞いたような気がします。

本田——当時はまだ、わたしはＨＩＶに携《たずさ》わっていなかったので、詳しい事情はわかりませんが、このグラフに見られるように、それまでＨＩＶの検査に行く人は皆無に近い状態でした。

それが、このキャンペーンをきっかけに一挙にはね上がって、一時は二万五〇〇〇人もの人が保健所などに相談に来ていました。それが、またあっという間に減ってしまった。

当時は、エイズについて、我が身にもいつ降りかかるかしれない病気だと知って、みなさん気をつけようと思ってくれたのでしょうが、それから後はあっさりと「過去

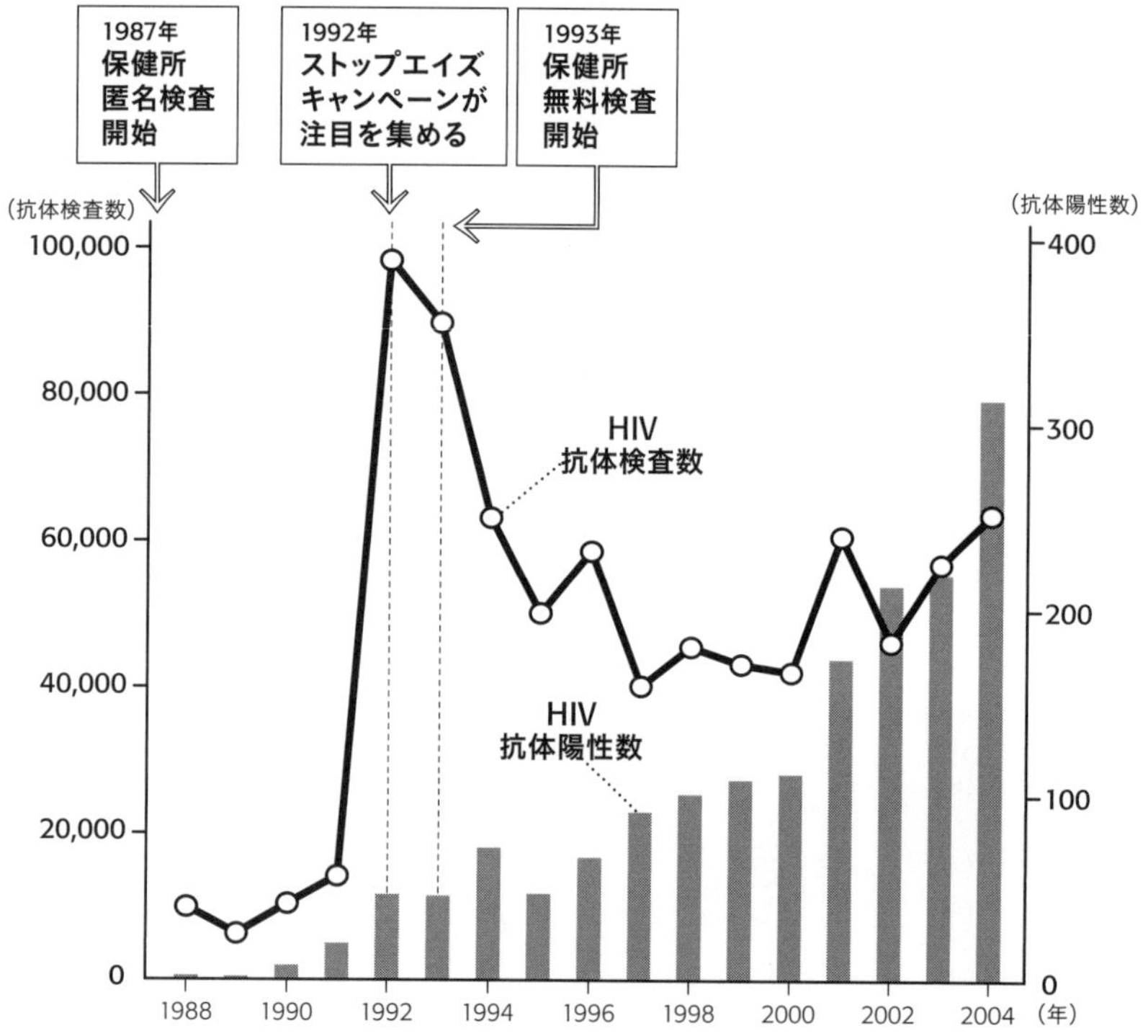

[図 5] HIV 検査を受けた人数と、そのうちの感染者数

1987 年に保健所の匿名 HIV 検査が開始、92 年にはストップエイズキャンペーンが注目を集め、HIV 検査数は飛躍的に増加しました。しかしその後は減少し、一方で検査を受けた人のHIV 陽性数は上昇しています。新規感染の防止や感染者の予後のためにも早期発見が重要であるため、現在は土日・夜間検査や即日検査など利便性の向上が図られています。

※ 1988 ～ 2004 年の 15 都道府県（北海道、仙台市、茨城県、埼玉県、千葉県、東京都、神奈川県、山梨県、愛知県、福井県、大阪府、兵庫県、広島県、愛媛県、福岡県）の報告数

[出典] 『保健所等における HIV 即日検査のガイドライン』
(HIV 検査体制の構築に関する研究班、2005 年) p. 3 より

の病気」扱いになってしまいました。いまおっしゃったように、あまりにも盛り上がり過ぎて、その反動が来たのかもしれません。

もちろんキャンペーンとしては、みなさんがこんなに記憶しているくらいだから成功だったと言えると思いますが、それが継続できなかったのはとても残念なことです。

わたしは今年、「ひとりストップエイズキャンペーン」をやっています。今日、みなさんにお話ししているのもその一環です（笑）。でも、たとえばわたしのような医者がひとりで訴えても、なかなか注目してもらうのが難しくて。だから、どのようにアピールしていけばいいかと悩んでいます。

Kさん なんとかデーというような記念日はないんですか？

本田――十二月一日が「世界エイズデー」で、この時期にはいつも大きなキャンペーンがあります。でもなかなか広く多くの方々に浸透しているわけじゃないのは残念なことです。

Iさん アフリカあたりのニュースは、ときどき耳にするけれど……。

本田――報道で取り上げられるのはいいことですが、その切り口が社会的には少数派のゲイの問題であるとか、地理的にも心理的にも経済的にも遠くにあるアフリカの問題である、というような捉え方が多くて、わたしたちの現実の生活からかけ離れたかたちで取り上げられがちなのはとても残念です。アフリカのＨＩＶのニュースを見た人が、「自分もＨＩＶの検査を受けよう」と思い立つとはとても思えないですし。

Oさん　新聞では、毎年必ず「日本でもエイズがこれだけ増えている」という報道をしてはいます。それでもＨＩＶに対する関心が高まっている様子は見えないですよね。

18「ＨＩＶって、まだある病気なの？」

本田――「ほぼ日刊イトイ新聞」というインターネットのサイトを見たことはありますか？糸井重里さんが主宰しているサイト（http://www.1101.com/）です。たくさんの人が連載していて、わたしも一九九九年から「遥か彼方で働くひとよ。」という連載を三年半ほど続けて、その後、いまは「お医者さんと患者さん。」と改題して連載中です。このおかげでいろんな人と知り合いになれました。

ごく最近のことですが、ここで知り合ったひとりで、報道関係の仕事に携わっている方にお会いしたときに、わたしがＨＩＶの話をしたら、「**えっ、ＨＩＶってまだある病気なの？**」と言われてしまいました。

別の機会にも、あるテレビ局でニュース番組をつくっている友だちに、同じように現在の日本の状況を話してみたところ、その人も「増えてるの？」とびっくりしていました。

報道という仕事柄、社会に目配りが行き届いていて、何でも知ってる人たちだと感心していたのに、そういった場にいる人の反応でさえも、「そうなんだ、いま増えてるんだ。知らなかったよ」というものだったから、逆にわたしのほうが驚いてしまいました。

キャンペーンが実施されたときには、たしかにみんなの意識も高まったのでしょうが、現在ではもう変化しています。「日本では感染者は減少して、下火になってきた病気なんだろうな」と思われてる節《ふし》があります。**大間違いですね。**

実際のところは患者さんは右肩上がりに増え続けていて、困ったなと不安に思っているのが、わたしたちＨＩＶの医療に携わる人間の現在の心境です。

Oさん　一九九二年の、ストップエイズキャンペーンの成果はどうだったのですか？

本田――感染者の数は右肩上がりで、減ることはなかったのですが、検査に行く人は一時的に増えたのね。検査を受けに行く人が増えれば、まだそんなに病気が進行しないうちに、

ＨＩＶに感染した患者さんを見つけ出すことができます。できるだけ早いうちに判明したほうが治療には有効だし、その患者さんから新たに感染が拡大するのを防ぐこともできます。

検査に行く人が増えるということは、そこで感染が判明する人がいるので一時的に感染者数は上がるけれど、結果的に未来の感染者の減少につながる、ということになります。

19 日本で増えている理由は？

Ｉさん なぜ日本でＨＩＶ感染者の数が増えているんですか。

本田――現代は性的嗜好《しこう》（好み）が、かつてとは比べようがないほど自由になってきています。

女の人とも寝るし、男の人とも寝るし、複数でもいいし、どんな方法でも楽しければＯＫ、というような風潮があるのがひとつと、先ほどお話ししたように、外国の人との交流が増えたということもあります。

わたしたちの外来に来る男性の患者さんは、ゲイが多いのですが、女性の患者さんの場合、昔のボーイフレンドが外国人だったとか、外国に留学してたとか、そういう人がわりと多いです。全員がそうというわけではないけれど、外来に来ている方を診ていると、そういう方の感染リスクは高いのかなと思います。

ただ外国人の恋人とのほうがＨＩＶの話題も自然に出てきて、率直にいろいろ話せる、という傾向はあるかもしれないとも思います。ふたりでそういった話ができて、もしかしたら自分も感染している危険があるかもしれない、と思って病院に来てくれている可能性もある。そういう話をするカップルがいてくれるというのはいいな、と思います。

Oさん たしかにふだん、付き合っている人や友だちと、ＨＩＶについて話し合ったりはしませんん。ＨＩＶ以外の性病のことは、話題にのぼることもあるけれど。性病にかかったことのある人は、わたしのまわりにも何人かいて、でも意外とあっけらかんとしていたりします。

Nさん やっぱり危機意識が低いから、「予防しよう、検査に行こう」という気持ちが起こりにくいのかな。でも、知らないところで感染は広がっているんですよね。

本田――そうなんです。最近の広告で、すごくいいなと思ってるものがあります。「**カレシの**

元カノの元カレを、知っていますか。」というコピーの、公共広告機構の意見広告なのですが、新聞やテレビでご覧になったことがありますか。人から人へと広がる病気の特徴をすごく良くとらえていると思うし、これをご覧になった方が自分の感染のリスクについて考えてくださるきっかけになればいいな、と思っています。

20 「たった一回」を気をつけていれば……

Kさん 現状ではやっぱり、男女間でセックスする人たちよりゲイの人たちのほうが、HIVについての意識は高いですか。

本田――そうですね。自分たちはハイリスク・グループ（感染の危険性が高いグループ）だと意識していると思います。

Oさん 検査を受けに行く人も多いのですか。

本田――多いですね。ふだんの意識が高いから、体調が悪くなると「もしかしてHIVかな」と思う人が検査に来るんですね。

たとえば、下痢が止まらなくなって一ヶ月くらい続いて、病院で精密検査を受けたけれど、原因がわからなくて、お医者さんも「何でしょうか、精神的なものでしょうかね」という診断を下す。精神的に落ち込んだだけでも下痢になったりしますからね。

でも、自分はハイリスクだから、もしかしたら、この下痢の原因はＨＩＶなんじゃないかと自分で疑って、検査を受けたら陽性だった、とわたしのところに来たという人が去年も何人かいました。ＨＩＶに感染すると内臓に寄生虫や細菌の感染を起こしやすくなるので、下痢を起こすことがよくあるのです。

日本で、男の人よりも女の人の感染者が少ない理由は、ゲイの場合と比較して、男女間の性交渉でアナルセックスをする人が割合として少ないということもあります。

もうひとつは、ゲイの人と比べて性行為の相手の数が少ない傾向にあることが挙げられます。当然ですが、同性間／異性間に関わらず、性行為をする相手が多いほど、感染する確率は高くなります。

ゲイの患者さんが「一晩で一〇人くらいの相手をすることもありますよ」と話してくれることがあります。性的接触を目的に多くの人々が集まる場所というのがあるそうです。そういった場所に日常的に出入りしている人は、これまで性交渉を持った相手の数が、五〇〇人とか一〇〇〇人となってしまいます。

ことはセックスに関わるので、一般化は難しいし、もちろん異性間でも交渉相手が多い人、ゲイでも少ない人がたくさんいるでしょう。あくまで大雑把な傾向としての話と受け取ってください。

余談ですが、ゲイだから女性と結婚しないわけじゃないというのを、わたしはいまの職場に来て実感しました。ご主人がゲイであることを奥さんが知らないケースがたくさんある。二重生活をもう二十年間やっているというご主人もいて、奥さんはご主人がＨＩＶになったのは、まさか男性との性交渉の結果だなんて思いもよらず、ご主人も、そう思ってくれているんだったら、このまま隠しておきたい、と考えているご夫婦が少なからずいます。

患者さんとじっくり話をすることも、わたしたち臨床医の重要な仕事の一部です。彼らの話を聞いていると、「**もうちょっと、そのたった一回のセックスに気をつけていれば、感染せずにすんだのかもしれない**」と思うこともあるの。その「もうちょっと」という話を多くの人に伝えたい、といつも思っています。

21 さまざまな年齢層

Oさん　ヘテロセクシャル（異性間の性交渉）、ホモセクシャル（同性間の性交渉）、または男女の違いで、どの世代にＨＩＶ感染者が多い、少ないということはあるんですか？

本田——いいえ、性別や性的嗜好・態度による年齢層の違いは、あまり見られないように思います。二〇代の半ばから四〇代までの方、だいたい二五歳から四〇歳くらいの患者さんが多いのですが、でもそれより上の方もたくさんいます。最近、わたしたちのところに来た初診患者さんは、八〇歳を超えていました。いままでの最高齢記録です。

男性には、お年を召してくると前立腺《ぜんりつせん》肥大《ひだい》という病気になる方がいて、手術をすることがあるのですが、その前にさまざまな検査を実施します。その方は、そこにたまたまＨＩＶの検査が入っていて、感染が判明しました。急遽《きゅうきょ》前立腺の手術は中止、ＨＩＶの病院に行きなさいということでわたしたちのところにいらしたのです。だから、**高齢者だからといって除外できるわけではない**のです。

もっと若い世代では、お母さんから感染する危険性が高い新生児が、やはり多いです。後天的にセックスなどで感染する人のうち、一番若いのは一六歳から一八歳くらいだと思います。

22 まず、自分のリスクを知ること

本田――「こういうことをするとHIVはうつるんですか、うつらないんですか」という質問をときどき受けます。左ページの表を見てください(図6)。

肛門を使った性行為(アナルセックス)でHIVに感染する確率はどのくらいかというと、一回の性行為で感染する可能性は、〇・六%くらいだと考えられています。

Kさん　この表を見て、「なんだ、こんなに感染率って低いんだ」って思っちゃった。アナルセックスでも、〇・六%くらいなんだと思って。

Iさん　でも、確率〇・六%は高いんだよ。

Kさん　そうだけど、それでコンドームを使ったら、確率はもっと低くなるんだなって。なあんだ……って思っちゃうんだよね。確率としては高いのかもしれないけれど。一〇〇回やって六回なわけでしょ。

Kさん　わたしはすごい低いと思った。アナルセックスじゃなくてふつうのセックスの感染率

コンドームなしの膣性交（男性→女性）	0.1%
コンドームなしの膣性交（女性→男性）	0.05%
コンドームなしの肛門性交	0.57%
コンドームなしのオーラルセックス	0.015%
母子感染	13%—48%

［図 6］ 1 回の接触で HIV に感染する確率

HIV 感染のリスクがもっとも高いのは、血管に直接 HIV が入ってしまうことです。粘膜を介した接触（コンドームを使用しない性行為）において「肛門性交」のリスクが高いのは、肛門や直腸の粘膜が膣の粘膜よりも薄く、傷つきやすいため。膣性交で、男性から女性へ感染するリスクのほうが高い理由は、膣と子宮頸部の粘膜の表面積が大きい上、精液内の HIV 濃度が膣や子宮頸部の分泌液内の濃度よりも高いためです。

［出典］ MMWR 2005 年 1 月 21 日、54 （RR02）；1-20 を改変

を見ると、もっと低いじゃないですか。

本田――統計的にはそうなんだけれど、でもたんなる確率論だけではすまないところがあるんです。

ジャンケンで勝つか負けるかというのと同じで、いつ負けて、いつ勝つかなんてわからないですよね。ＨＩＶが体の中に入ってくるかどうかについてだって、イチかバチかです。**一〇〇〇回に六回の確率だからといって、一回目で感染しないという保証はない**のね。

さらに言えば、この病気は人から人にうつる病気なので、たとえば、「わたし」が性行為をする相手は「Ａさん」という人ひとりかもしれないけれど、もしその「Ａさん」という人物が過去に一〇人と性的な接触があったとすれば、その相手を通じて「わたし」は一〇人の人とコンタクトしているのと同じ意味を持つわけ。

たとえば「Ａさん」が過去に性的接触を持った一〇人のうち、№１の人が梅毒に感染していて、それが「Ａさん」に感染する。№２の人はＢ型肝炎、次はＡ型肝炎というように、性行為で感染する病気にはさまざまなものがあるんだけど、そういった病気がどんどん「Ａさん」に積み重なってくるわけでしょう。

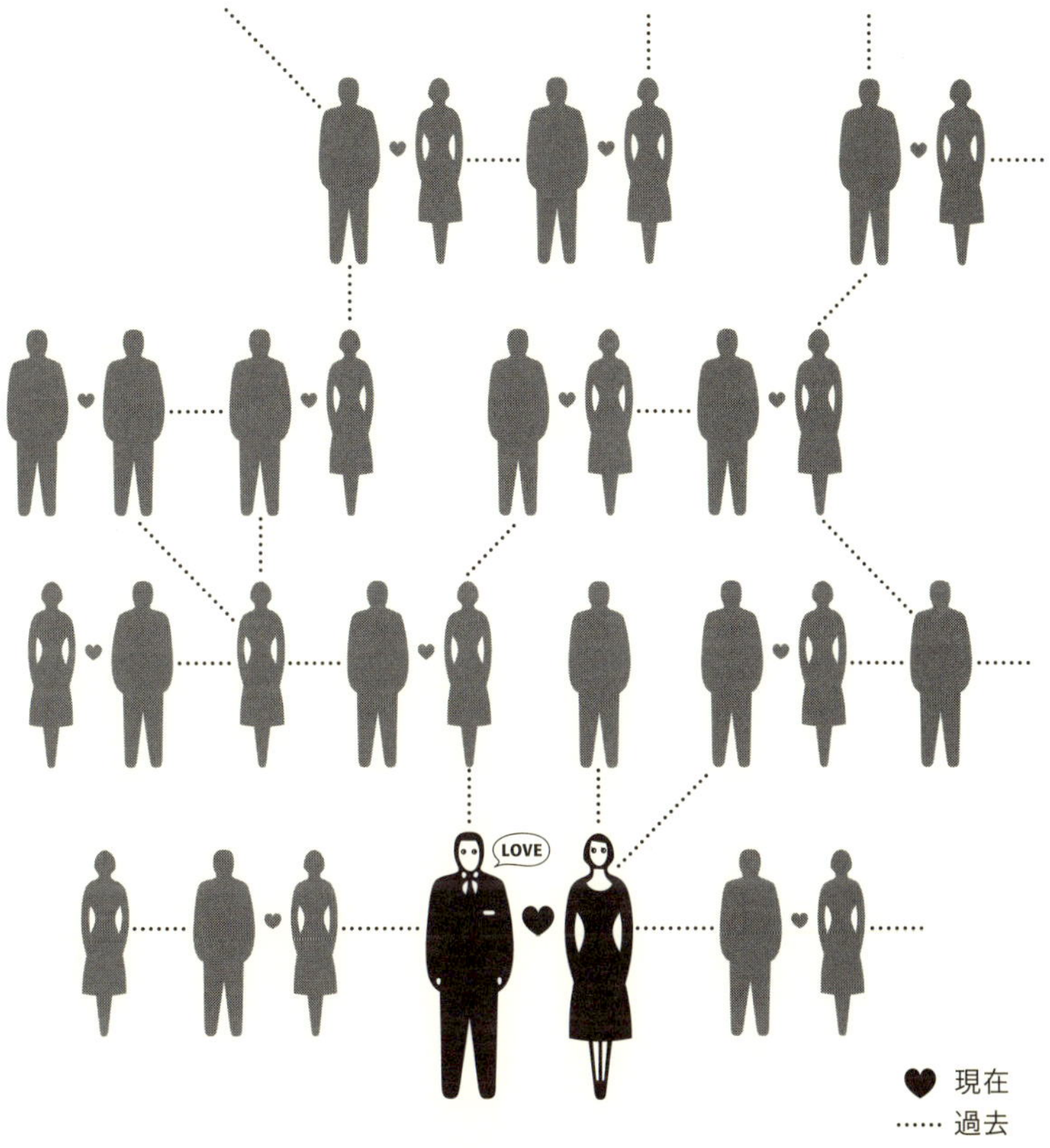

[図 7] 性行為の相手は「ひとり」のつもりでも……

「わたしは心配ない」「この人は安心」と思っている人は、過去の性的関係について考えてみましょう。自分の過去の相手にも、そのまた過去の相手がいて、同じように現在のパートナーにも過去の相手が、その相手にも過去の相手が……。その中にHIV感染者がいる可能性はないと言い切れるでしょうか？「セックスしているのはこの人だけだから大丈夫」と考えがちですが、実は顔の知らない「誰か」とつながっているのです。

いざ**「Aさん」**が**「わたし」**とセックスをするときには、**「わたし」**がいくら**「Aさん」ひとりとしかコンタクトを持たなくても、結果的にもっとたくさんの人と性的な接触をしたのと同じリスクを負っている**ことになります。そのことをもっと自覚してもらえたら、と思います。先ほど紹介した、「カレシの元カノの元カレを、知っていますか。」というコピーはこの状態を端的に表現したものなのです。とくに最近は知らない人と、気軽に性的な接触をする人が増えている気がしますしね。

もちろん、いまみんなに個人的に質問したりはしないんだけど、たとえばわたしの外来に来る方には、だいたいこれまで、どのような性行為をしてきたか尋ねます。「これまでに、何人くらいの人と接触がありましたか」と。つまり、「何人とセックスしましたか」ということね。

HIVの治療を始めた最初のうちは、患者さんが何人と性的な接触をしてきたか、全然見当もつかなかったから、一〇人とか二〇人くらいと答えるのかなと予想していました。でもある日、一五〇人と答えた男性が出てきたのね。

わたしはその数にびっくりしました。同時に、医者のわたしが「三人くらいですか」と少なめに伺うと、患者さんはほんとうの数よりちょっと少なめに答えているのだ、と気がつきました。できるだけ正直な数を知りたいので、それからはわざと多めに想定して人数を尋ねるようにしています。なかには四〇〇人とか五〇〇人と答える人もいるんですよ。

多い人数を答える人には、お金をやりとりするような性行為を行っている人もいます。そういうと、売買春に従事する「セックスワーカー（売春者）」を想像しがちなんだけど、必ずしもそういった人に限定はできません。

たとえば、出会い系サイトで知り合った見ず知らずの人と、月に一回援助交際をしている女子高生だとしたら、その人は年に十二人とのコンタクトはあるわけです。そして、出会い系のサイトで援助交際を求めるような相手は、たぶん不特定多数の人と気軽に性的接触をするタイプの人が多い。さっき言ったように、その女子高生は、彼ひとりだけと接触したつもりでも、その人の後ろには一〇〇人いるかもしれないし、二〇〇人いるかもしれないのです。

いまの日本は、そういった性行為に対する敷居が低くなってきているように思うのです。このこともまた、ＨＩＶが広がる大きな原因です。

コラム2　アジアのＨＩＶ

アジアは近年もっとも感染拡大が懸念されている地域です。とりわけ**中国のＨＩＶ感染者は二〇〇五年末現在で八四万人**とみられ、有効な措置が取られなければ五年後の**二〇一〇年には一〇〇〇万人に達する恐れがある**、と世界保健機関（ＷＨＯ）は予測しています。

中国政府は二〇〇五年に「エイズ予防治療行動計画」を発表し、「二〇一〇年までに感染者数を一五〇万人以下に抑える」という目標をかかげ、無料の検査や治療計画、ホテルや娯楽施設に三億個のコンドームを配布するなど、具体的な対応策を打ち出しています。

タイでは、ＨＩＶは八〇年代半ばごろから既に大きな社会問題となっており、八九年からいわゆる「**一〇〇%コンドームプログラム**」を実施しました。毎年六〇〇〇万個にもおよぶコンドームを無料配布した結果、性産業でのコンドームの使用率は八九年の一四%から九四年には九〇%以上にまで上昇しました。

この結果、九〇年代後半には、**タイのＨＩＶ新規感染者は一〇年前のピーク時に比べて八〇%も減少**し、アジアのエイズ対策のモデルケースになっています。

国をまたいだ人の行き来がごく日常的となった現在、ＨＩＶ感染は**一国にとどまらず、地域の問題として取り上げる必要があります。**

ＨＩＶの予防と治療を共通の目標として、アジアの各国を結ぶさまざまなネットワークができはじめました。世界保健機関や各国政府の主導ではなく、各地域の医師たちが協力して活動を続けているプロジェクトのひとつがTREAT Asiaです。

この名前はTherapeutics Research, Education, and AIDS Training in Asiaの頭文字をとったもので、アジア地域のエイズに関して、治療に結びつく研究、一般向けの教育と医療従事者へのトレーニングを行うことを目的としています。

米国最大の非営利活動団体のひとつ、米国エイズ研究基金（The American Foundation for AIDS Research; amfAR）が各国のＨＩＶ診療をしている医師たちに呼びかけ、その規模は少しずつ大きくなってきました。

現在の参加国は、日本、台湾、香港、ベトナム、タイ、インドネシア、マレーシア、フィリピン、シンガポール、カンボジア、インド、そして最近加入した中国、韓国です。

参加国のＨＩＶ感染事情や医療事情はさまざまですが、ＨＩＶ感染の広がりを防ぎより良い医療を提供できるよう、医師たちは共同で研究をすすめ、治療の質を高める努力をしています。

Ⅳ

「予防」と「検査」について話をしよう

23 お風呂は大丈夫？　歯ブラシは？

Nさん　ＨＩＶはめったなことでは感染しない、という話をよく聞きますね。一緒にお風呂に入っても大丈夫だと聞いたことがあるんですけど。

本田——そう、握手しても全然平気だし、お風呂も大丈夫。

ＨＩＶのウイルスは、生物の体内で生存し、増殖力も強いのですが、体の外に出るとすぐ死んでしまいます。すごく原始的なウイルスだから、とても弱い。

たとえば、感染している人が出血したとき、すぐに他人の傷のある皮膚になすりつけたら危ないけれど、机の上に落ちて五分後くらいに、固まった血に触ったとしてもほとんど大丈夫。可能性はゼロじゃないかもしれないから「たぶん」と言わなきゃいけませんが、ほとんど大丈夫です。

だから、たとえＨＩＶに感染した彼や彼女と一緒にお風呂に入ったとして、万が一、感染している人の精液や月経血、血液がお風呂の中に入ったとしても、お湯の中を通って、生きて感染力のあるＨＩＶが体に入ってくる可能性というのは、ほとんどゼロに近いと言えます。

Ｋさん――もし鼻血がブワーッと出たら……。

本田――ブワーッと出たら……でも、ちょっとそれは気持ち悪いから、ふつうはすぐお湯を抜きますね（笑）。その後、シャワーでよく流してください。

Ｏさん――ウイルスが生存するのに適した温度ってあるんですか？

本田――人間の体温というのが、ちょうどいいようです。逆に言えば、**人間の体の外では生きのびることのできない、ひよわなウイルス**です。

レストランで大皿の料理が出て、みんなでつついて食べるとか、お鍋を囲むとか、そういうことをしてもまったく大丈夫だし、日常生活を送る分には、家族にＨＩＶの人がいてもあまり心配はありません。

ただ、家族とはいえ、歯ブラシの共有などは避けたほうがいいです。歯を磨いた後、コップに立てておいた歯ブラシに多少血がついていても、乾いてしまえばウイルスは死んでしまいますが、ＨＩＶ以外の病気がうつることもあるし、共有するのはやめたほうがいいと思います。

他には、ヒゲ剃りのときにカミソリを使う人がいれば、その共有は危険です。別に分けておいたほうがいいのはそのくらい。

たとえばちょっとかゆいなと体をボリボリかいて、血が少し出て、寝ているシーツや枕についたとか、ニキビがつぶれてシーツについたとか、そういうことがあったら、念を入れて薄めた漂白剤に浸けておいたほうが安全ですが、でも後はふつうに洗濯して、ふつうに使って大丈夫です。

24 血液、体液、精液——感染リスクが高まるとき

本田——いまお話ししたように、HIVの感染力は非常に弱くて、彼らが生きのびることができるのは、ヒトの体内だけです。そして**粘膜を介した濃厚な接触によってのみ、ヒトからヒトへうつります**。まるで見てきたようなことを言いますが、たぶんそうなんですね（笑）。

Iさん　どこかで血液や精液との接触がないと感染しないんですか？

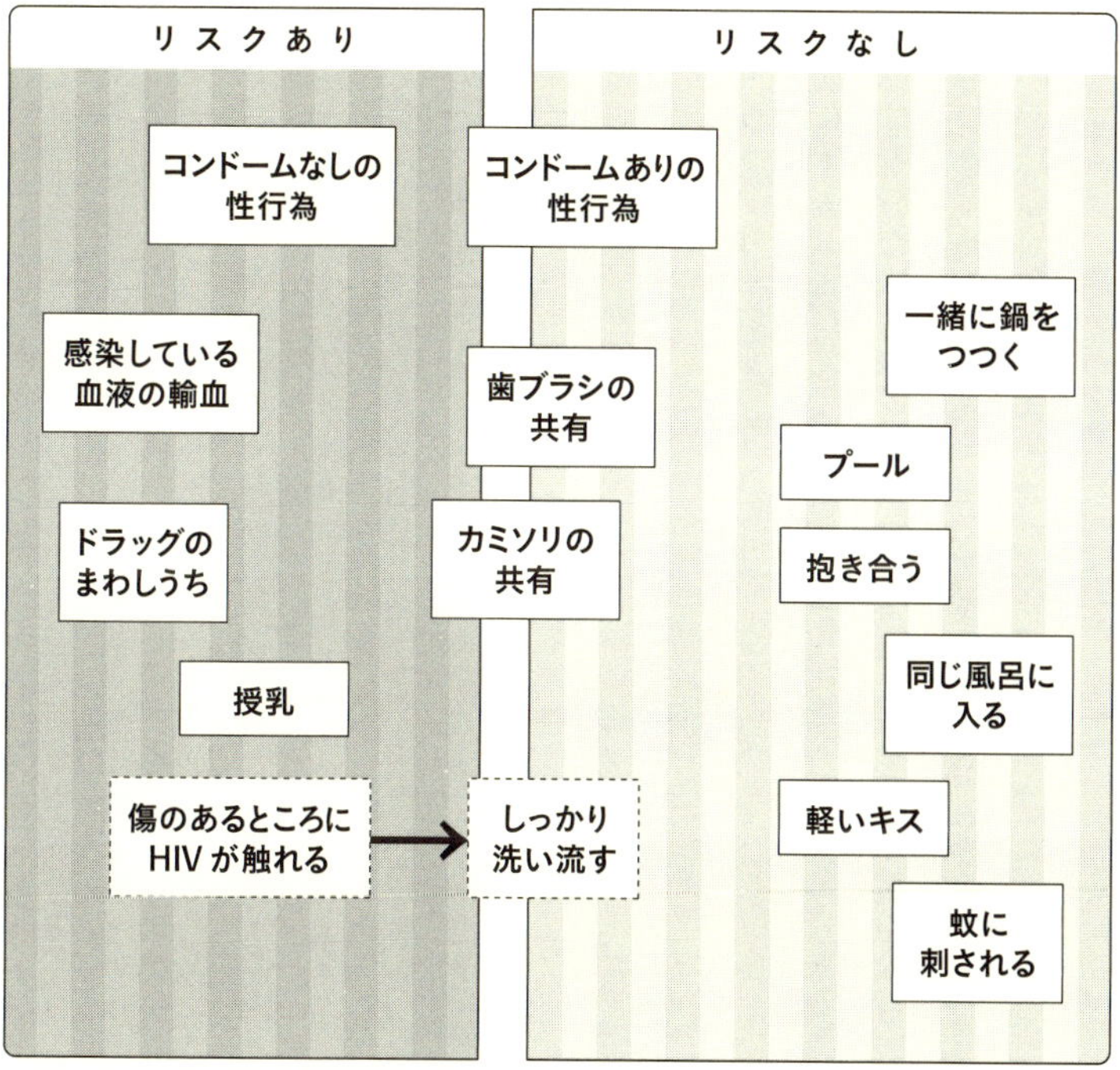

[図8] 感染する？　しない？

HIVは非常に弱いウイルスで、生物の体内でしか生存することができません。そのため、コンドームを使用しない性行為以外の日常生活でHIVに感染する可能性はありません。万が一、傷口にHIVが触れることがあっても、しっかりと水で洗い流せば大丈夫。ただし、血液がつきやすい歯ブラシやカミソリの共有は避けたほうがいいでしょう。

本田――血液、精液、おっぱい、あとは体液。体液には、涙、汗、唾液《だえき》などがありますね。でも、感染を起こすほどには、汗や涙、唾液の中のＨＩＶの量は多くないと考えられています。

Ｉさん　赤ちゃんが生まれるときに産道で傷ついて、お母さんから感染する可能性があるとおっしゃいましたが、ＨＩＶのウイルスが含まれたものと、どこか傷ついている体の箇所が触れたら感染するんですか。

本田――傷と傷をこすり合わせたら、それはもう感染のリスクがあります。感染率は高くはないにしても。たとえばＨＩＶの人が血を吐いたとか、ケガをしたというときに、素手でその人の手当てをして、もし手当てをした人の手に傷があれば感染の可能性はあります。

Ｋさん　ささくれとかふつうにありますよね。

本田――確率としては低いですが、厳密に言うと、そこから入る可能性は否定できません。

Ｋさん　はじめてのセックスのときに、出血する女の人もいますよね。そのときの相手がＨＩＶに感染していれば、感染の可能性が高いってことですか？

本田――その通りです。

精液中にはHIVがたくさんいるから、たとえば**唇に傷があるときや口内炎ができているときに、男性の性器を自分の口の中に入れたとするでしょ。それはもう十分に感染する可能性はある。**

Oさん オーラルセックス（口を使った性行為）で感染する可能性は高いのですか。

本田――肛門や膣を使った性的な接触と比較すると、粘膜を傷つける可能性はやや低いと思われるので、感染のリスクも少し低くなると考えていいかもしれません。でも、口の中に口内炎ができていたり、歯が悪くて出血しているようなことがあれば、感染のリスクは高くなります。

そして、**HIV以外の性病にかかっているときにも、感染のリスクは上る**のです。

たとえば性器にヘルペス（主に皮膚や粘膜に感染するウイルスによって起こります。口のまわりや性器に起こる単純ヘルペスと、水ぼうそうや、帯状疱疹の原因となる水痘帯状疱疹ウイルスの二種類があり、ひりひりするような痛みとともに、小さな水ぶくれが多発し、ただれたような症状になります）ができているとか、性器にカンジダ（34ページ参照）があるとか、炎症を起こしていたりするというのは、粘膜が壊れている状態です。

粘膜の大事な仕事は外から入ってくるものから自分を守ることなので、炎症を起こしていることは、そこに穴が開いているのと一緒です。だから、**性病を持っている人はHIVにもかかりやすい。**

25 コンドームはいつつける？

Kさん **オーラルセックスでは感染しないと思ってる人は、かなり多いと思う。**

友だちとそういう話をしていたら、「うつんないよ」って言う子がほとんどだったんです。わたしは何かで聞いたことがあって「うつるよ」と言ったら、「いや、うつんない、それは違う」ってみんなに言われて。そのときは、わたしが間違ってるのかなと思ってたんですけど、今日ちゃんと聞いてやっぱりうつるんだと知りました。

本田——うつります。でも、わざわざオーラルセックスをするのに、コンドームを使うとはなかなか言いづらいですね。

Nさん たしかにオーラルセックスするのにコンドームはしないよね。それはもう風俗店じゃない？

Iさん でも、男性が女性にオーラルセックスをする場合は、コンドームとか何もないじゃないですか。そういう場合、感染は避けられないということですか。

本田——女性用のコンドームもありますよ。だから、その場合は女性用のコンドームをちゃんとつけてもらうか、そういうことをしない、ということしか選択肢がなくなりますね。

でも、女性用のコンドームって、どこで買えるかわからない。日本でも売っているでしょうか。男の人向けのコンドームはコンビニでも売ってるけれど。

Kさん 少し前までは、ごくたまに話題に上ることもあったけど、いまは売ってないんじゃないかな。コンビニや薬局では見ませんね。使ってみたことのある友だちは、全然ダメって言ってた。

本田——性的な接触というのは、すごく親しい間柄で関係を確認するための大事な行為、という意味合いがあるでしょ。だから、そこでコンドームをつけて、と言えるかどうかというのは、とても大事だと思う。

Kさん コンドームをしていれば、感染者の増加はいまよりずっと減るということですか。

本田——減ります。ただコンドームをいつするかというのが次の問題で、コンドームは最後の射精するときだけつけていれば妊娠しないから、と言っている人がたくさんいます。

でも、精液は、ほんとは最初から少しずつ出ているし、そのちょっとした中にも精子はすごくたくさん入っています。一回の射精で出る精液は二〜三ccで、その中の精子の数は一般に約一億〜四億匹と言われています。肛門でも膣でも、男性器は相手の粘膜に小さな傷をたくさんつくります。それが、HIVの体への入り口となるのです。

だからコンドームは、男性の性器を相手へ挿入するときにつけていなければいけないのはもちろん、そのもっと前、**彼と自分が性的に接触する最初の第一歩からつけておくこと**が大事。

Nさん　それは、でも、すごく難しくないですか？　難しいなあ。

本田——うん、難しいんだけど、でも、ちゃんとそういうことが言える知識、相手もコンドームの話が出たときに「ああ、そうだね」ってピンとくるような予備知識があるといいな、と思うんです。いまは、その予備知識が全然広まっていないから。

Oさん　わたしは、実は用心深い性格で、もともとHIVがオーラルセックスでも感染することを知ってました。用心深いはずなのに、数年前、なぜか「どうもこの人は危ない」と感じる男の人を好きになってしまった（笑）。そのときは、それこそ最初の一歩からコンドームをつけていました。でも、どうしてもお互いに気まずさが生じてしまって……。

どちらかと言えば正しいことをしているという意識があったのだけれど、でもこれをずっと続けていくのはつらいと思ったし、なんだかびくびくしている自分のことも、だんだんイヤになってきてしまったんです。

本田――そういうこともあるかもしれませんね。コンドームを使うことがふたりの関係を疎遠にするように捉えられてしまうのは、ほんとうに残念です。

わたしたちは多くの場合、**自分が、そして相手がどのような病気を持っているのか知らない**のです。そして**その結果、将来の生活を破壊しかねない病気のやりとりを行う**ことになってしまいます。ですから**自分と相手の両方を守るために、ぜひコンドームは使ってほしい**と思います。コンドームが一〇〇%感染症を防ぐわけではありませんが、使わないときよりも確実にふたりを守ることができます。

26 ホテルのコンドーム、どうしてる？

Kさん わたしがボーイフレンドとセックスしていたとき、コンドームがふたつしかなかったんです。それで三回目のとき、「ないね、どうしようか」「まあいいや」って。最初の二回は気を使っても、なければ「まあそのまま」ということになってしまって。

本田——セックスをしていると、相手とだんだん親密な感じにもなるしね。

Oさん **相手を信頼してるからといって、相手がHIVに感染してないというわけでもないんだけど。**

本田——そうなのね。でも、そこで「じゃ、コンドーム買いに出るか」と、洋服を着て出かけるってこともしにくいですよね。

Kさん わたしが思うのは、ホテルにもっといっぱい置いてくれたらいいと思うんです。絶対二個しか置いてない。宿泊なんかしたらすごい時間があるから（笑）、二個ではすまない。

本田——ホテルの人に、「ください」って言ったら持ってきてくれるんじゃないの。

Kさん そうなんですよね。でも、そこで誰かと顔を合わせるのがイヤなんで……（笑）。

本田——なるほど、それはそうね。扉の前に置いてもらうとかはダメ？

Kさん それを取りに行くのもなんか……。恥ずかしい話なんだけど、ほんとに。だから、もうちょっと常備してくれてるとありがたいなと思います。ごめんなさい、わたしの個人的な経験で（笑）。

本田――いや、でもそれは気がつきませんでした。そうですか、二個しかないのか。

Nさん たぶんそのくらい。あっても三個くらい。

本田――宿泊すると足りない、と。ありがとうございました。これはわたしの病院の同僚と話していても絶対気がつかないことでした。じゃあ、泊まる予定のときには、というより予定外に泊まることになっても、自分と相手の体を守るために「自分に必要と思われる充分量」のコンドームを、できるだけいつも持っていてもらえるといいですね。

Kさん あとはサイズなんですよ。ホテルにあるコンドームだと、わたしのボーイフレンドは、こんなの痛くてつけられないって言うんです。じゃあしょうがないねってなってしまったりして。

本田――そういうステディな相手がいるときは、やっぱり自分で持っていくというのも大事なことだと思います。売ってるコンドームってサイズがいくつかありましたよね。

Kさん あるんですけど、大きいサイズを買おうとすると、アダルトショップに行かなきゃダメです。ふつうのお店やコンビニには売ってない。わたし、この人にはコンドームをつけてもらおうと思ったときに、わざわざアダルトショップに買いに行きました。でも恥ずかしくて行けないという人もいると思います。わたしなんかもう全然平気で入っちゃうけど（笑）。

本田——東京の原宿の交差点のところに「コンドマニア」というコンドームのお店があるけど、あそこはないの？（http://www.condomania.co.jp/）

Nさん　わたしは行ったことはないですけど、でも、若いカップルが何かちょっと物珍しさに入っていくみたいな感じですよね。

本田——サイズの品揃えとかどうなのかしら。

Iさん　かわいい袋に入ってるのとか、あまりにオシャレな感じのものは、実際に実用に耐えうるものなのかなとは思いますけど、あれだけ種類があるんだからサイズも揃えてあると思うよ。

Oさん　インターネットの通信販売を見ると、サイズも種類もいろいろあるみたいです。

Nさん　前にファッション・ブランドのお店でコンドームを配ってるのを見たことあります。ちゃんとロゴが入ったもの。居酒屋のマッチみたいな感じでいいと思いました。

Kさん　実際はコンドームにロゴが入ってたってしょうがなくて、ブランドなんてどうでもいいんだけれど（笑）、でもいろんなところに置いてあるのはいいと思う。

27　ピルでＨＩＶを予防できる？

Ｎさん　わたしはタイに長くいたので、エイズの人がまわりにいても全然違和感ありません。向こうで知りあった女の子の従兄弟《いとこ》もエイズで亡くなってるし、つい最近は彼女のお兄ちゃんもエイズで亡くなってしまいました。

驚くのは、それでもコンドームを使う人が少ないことです。タイのコンドームに対する意識って、日本とは少し違うみたい。妊娠を防ぐためには、ピルがけっこう多くて、タイでは性的に遊んでる子のほうがちゃんと気をつける。それはリスクをちゃんと感じてるからだと思います。マジメな人に限ってコンドームは使わない。

タイの独特なコンドーム感覚かもしれないんですけど、コンドームを要求するのは、売春している人とか、すごく遊んでる子。もしふつうの子が、「コンドームつけて」と言ったら、その子は何かやましいことしたんじゃないの、って疑われます。

だから、マジメな夫婦やカップルに限って使わない。ダンナさんが浮気してその相手からウイルスをもらってきて奥さんに感染させる。奥さんへの感染がすごく多いと聞きました。

Ｏさん　日本もいまピルが使えるようになって、前よりは増えてきたじゃないですか。友だちの男の子でも、彼女がピルを飲んでるからコンドームを全然つけないっていう人も多いし。

本田――ピルというのはホルモン剤で、妊娠している状態を人工的につくる薬です。体に妊娠していると思い込ませることで排卵を抑制《よくせい》します。だから避妊になるのね。いま話してくれたように、日本ではホルモン含有量が少ない低用量ピルに限って、一九九九年に解禁になりました。

Ｉさん　友だちが生理不順で飲んでるんですけど。

本田――生理痛、生理不順の対処法としても処方されます。

Ｋさん　**ピルはＨＩＶには全然効かないんですか。**

本田――**ピルが効くのは妊娠を防ぐということだけ！**　外からやってくる敵を防ぐ働きは何もないのね。ピルに対する間違った認識が持たれているのはアメリカでも同じで、ピルのテレビ・コマーシャルにも「ピルでＨＩＶは防げません」と字幕とナレーションが入ります。

ぜひこの機会に教えてほしいのですが、みんなはコンドームを使うとき、なぜ使お

う と思いますか？ 妊娠が怖いから、妊娠したくないから使うという人はいるかもしれないけど、でも、それ以外の目的でコンドームを使うことはあるのかどうか。

一同――ないですね……。

本田――ない？ やっぱり。日本ではコンドームは、HIVの感染を防ぐというよりは、妊娠を防ぐためのもの、という認識なのですね。コンドームを使うことで、相手の粘膜と直接に触れ合うことを防げます。そして**粘膜との直接の接触を防ぐことで、HIVのみならず、梅毒やクラミジア、淋病、肝炎など多くの性感染症からお互いを守ることができるのです。自分を守り、相手を守るための道具として、コンドームを使ってもらえるといいな**と思います。

28 検査に行くのは怖い？

本田――統計上の話をしていても、なかなかHIVを自分の問題として実感してもらうのは難しいでしょう。だからここからは、みなさんのご意見を伺いたいと思うんです。

わたしはいま、「HIVの検査を受けようかな」とちょっとでも思ってもらえるようなアプローチの方法はどんなものだろう、と模索しています。

また、わたしはこういう仕事をしているから、自然とＨＩＶの感染には気をつけるようになっていますが、ふつうの女性の性行為のパートナーの人数や、コンドームを使う動機について、実際のところはどうなのかよくわかっていません。

ふだんの生活では、なかなかこういう話は尋ねづらいのね。友だち同士でもしにくいのに、初対面でいきなり「こんにちは、コンドーム使っていますか？」とか「これまでにセックスしたのは何人くらいですか？」という話はできない（笑）。

だからこの場をお借りして、いま、とくに若い女性がセックスについてどういうふうに考えているのかを聞かせてもらえるとありがたいと思っています。友だちや身近な人と話している印象だとか、自分の経験じゃなくて全然かまいません。

友だちと話していて、性的な接触に関する話題は出たりしますか。

Ｋさん すごく出ますね。実は、わたしが今日ここに来たのは、ＨＩＶに対してすごく関心があったからです。こう言うことをいうと、本田先生に怒られてしまいそうですが、わたしはアナルセックスもするし、無防備に関係を持ったりとか、最近はとくに多かったりしたので……。

本田――それはあなたがよくご存じの相手ですか。

Kさん　知ってる相手ですけれど……。これは先入観によるものかもしれませんが、相手が外国人だったりすると、外国人だからＨＩＶ陽性の可能性が高いと言えないことはもちろんわかっているのですが、やっぱり外国からＨＩＶのウイルスが入ってきているというのは、なんとなく聞いたりするので、不安になるじゃないですか。それなのに、そのリスクはわかってるんだけれども、無防備にそういうことをしてしまったり。

妊娠したくないとか、ＨＩＶに感染したくないとは思っていましたが、それでも最初はコンドームを使ってなかったんです。相手が嫌がったから。だけど、やっぱり途中からものすごく怖くなったんです。こういう言い方するのもすごく嫌なんだけれど、妊娠したとしても堕ろせばいいけれど、ＨＩＶにかかっちゃったらもうどうにもならない。

たとえばアナルセックスをするとき、相手は「妊娠しないんだからいいじゃない」、と言い切るんです。けれど、ＨＩＶのことを考えると怖くなって、「絶対ちゃんとコンドームして」と言うようになりました。

結局、その人とはもう関係を断ってしまったんですが、かといって感染していないとは限らない。いま、すごく心配なんです。友だちにも何度も言ってるんです。エイズになってたらどうしよう、どうしようって。

本田——HIVの検査を受けたことはありますか?

Kさん　それなのに、ないんです。

本田——受けるのが怖いのよね。

Kさん　怖いんです、そうなんです。

Oさん　保健所に行ったら検査を受けることができるということは知ってるんですけど、どういう手順を踏んでとか、どのくらい費用がかかってとか、そういうのがわからないとちょっと安心できないということもありますね。

29 検査を実施している場所、その手順を知ろう

本田——**保健所では匿名《とくめい》・無料でHIVの検査を受けることができます**。ただ、曜日や時間が限られていたりするので、仕事をしている人にとって便利な場所とは言えないかもしれませんね。具体的な例を挙げると、第二火曜日の十一時から十一時半の間に予約

をとって来てくださいとか、そこへたどり着くための垣根がとても高い。だから、よっぽど「絶対に検査しないといけない」と思うような、心当たりのある人は仕事を休んで行くかもしれませんが、平日働いている人は、かかっているかどうかもわからない検査のために、そこまでして行かないんですね。

Kさん　そうです。ネットで調べたんですが、新宿に一軒だけ土日に検査してくれるところがあったので、行くならそこしかないなと思っていました。平日はやっぱり仕事があるから。

本田――「東京都南新宿検査・相談室」ですね。ここはお勧めです。予約は必要ですが、平日も、平日の夜も、週末もやっています。インターネットで「東京都南新宿検査・相談室」と入れて検索してみてください。念のためＨＰのＵＲＬもご紹介しておきます。

http://idsc.tokyo-eiken.go.jp/AIDS/minamishinjuku.html

採血の前にいろいろ話を聞かれたりしますが、あまり詳しく説明する必要はありません。「ちょっと心配だから来ました」と言えば大丈夫。その後、**採血をして、一週間後に結果を聞く**ことになります。

Iさん　結果って、一人ひとり部屋に呼んでもらって聞くんですよね。

本田――もちろんです。

現在のＨＩＶ検査の問題は、まず、いつでも行けて検査ができるところがない、ということ。これが一番大きな問題です。

もうひとつの問題は検査を受けてからのこと。陽性、つまり感染しているという結果を聞いて、ショックで落ち込んだまま、病院に行かずに消えていく人がいるということです。

わたしの病院の例ですけど、保健所など、検査を実施しているところから、「病院に行ってね」という紹介状をだいぶ前に渡されたのに、三年前の紹介状を持って「踏ん切りがつかなくて今日まで持ってたんです」と言って来られる人もいました。

検査に行こうと決めるまでの心の敷居も高いし、曜日や時間帯といった検査のシステムの敷居も高いので、なかなかそこに到達するのが大変。それで陽性の結果をもらったらまたショックを受ける。その足で来る人もいるんだけど、誰にも言えないまますずっと検査結果の手紙を持ってたとか、ずっと泣いてたとか、そういう人もいらっしゃるのです。

病院に行くのも、きっとものすごく勇気のいることだと思うけれど、ひとりで悩ん

でしまう前に、ぜひ来てください。病院には、そういう方々の役に立ちたいと思っているわたしたちがいます。

30 HIVの検査ができる場所

Nさん　検査できるところって全国にどれくらいあるんですか。

本田――保健所でしたら、どこでも可能です。保健所は自治体に数箇所ずつあります。東京の場合、区には一箇所ずつ必ずあるし、わたしは熊本出身ですけど、熊本市だけでも保健所や保健センターは五箇所あるから、どこにでもあると思いますね。市に一箇所は確実にある（巻末の「HIV関連情報リスト」参照）。

Kさん　無料ですか。東京都だけ無料という噂を聞いたのですが。

本田――大丈夫。**保健所は全国共通、どこでも匿名で無料**です。

Kさん　ふつうの病院でもHIVの検査はできますが、お金を取られるんですよね。病院によって値段は違うんですか。

本田――はい、病院によって金額は違いますね。ただ、病院に行くと診療費がかかっちゃうから、ちょっともったいないかなと思います。初診料も含めてだいたい五千円から一万円ぐらいの間だと思います。検査だけを希望する場合には健康保険は使えません。

Oさん 病院には、症状が出てから来る人と、検査で陽性とわかって来る人と、どちらが多いんですか。

本田――何か気になることがあって検査を受け、その結果陽性が判明して受診する人の割合のほうが多いかもしれません。他に、まったく自覚症状がなくても、先ほどもお話ししましたが、前立腺の手術をしようと思ったら見つかったというような、偶然見つかる人も意外と多くいらっしゃいます。

また、自宅で検査を受けることができる、ＨＩＶ検査キットというものもあります。これは、検査キットを取り寄せて自分で血液を採取し、それを送り返すシステムで、だいたい一週間後、郵送やメールで結果が届きます。誰にも会わずに検査できるというメリットがある一方、陽性だったとき、ひとりきりで受けとめなければならない、頼れる人が目の前にいないというデメリットもあります。また、後ほど詳しくご説明しますが、グレーゾーンも陽性として拾ってしまうため、ほんとうは感染していないのに、陽性という結果が出るケースもあります。

31 検査方法

Iさん――HIVはふつうの血液検査でわかるものなんですか。

本田――いいえ、HIVの検査をしないとわかりません。採血するのは一緒ですが、特殊な検査をします。

HIVの検査は、ご本人に黙ってやることは許されていません。受けたいという方に「検査しますよ、いいですか」と確認して、本人のOKが出てはじめて実施されるものです。

Nさん――献血の場合はどうしてるんですか。

本田――献血の場合は、HIVが混じった血が患者さんに輸血されては大変だから、調べます。

Nさん――献血したその場で調べて、その場でわかるんですか?

本田――わからないの。**献血の血液を調べる目的は、感染していたかどうかを、献血した人にお知らせすることではないのね。**ただ、いただいた血がHIVや、その他のウイルスで汚染されていないか、誰かに輸血しても問題がないかどうか調べます。だから一度持って帰って、いろんな検査をする中に、HIVの検査もあるというだけのことです。本人に知らせるために行なわれるわけではありません。

Oさん――感染しているかどうかは、血液検査でしかわからないんですか。それ以外の方法はありますか?

本田――血液検査でしかわかりません。

Kさん――検査は、血を採るだけですか。

本田――血を採るだけです。でもはじめての人は、こまごまと聞かれるかもしれません。一体どういう経緯で検査を受けることにしたのかとか。性行為の相手のことも情報として必要なんですけど、それよりも健康的に何かいままで問題がなかったかどうか、も重要。ご本人は気がついてないけど、わたしたち医師が診るとわかるようなこともね。

Nさん――日本の場合は、カウンセリングというかたちで、けっこう話を聞かれるんですね。わたしは以前、外国で一度だけＨＩＶ検査を受けたことがあるんだけど、そのときは何も聞かれなかった。

本田――検査を受けにいった所でいろいろ聞かれる必要は、ほんとはないと思います。検査をしたいという意志だけで十分。あんまりいろいろ聞かれるとなると、検査から足が遠のいてしまいますしね。陽性だった人はともかく、陰性とわかった人に対して、今後も注意してもらえるように、念押しの話をするくらいでいいはずですね。

Iさん　噂で聞いたんですが、**感染しても、三ヶ月くらい経たないと反応が出ない**というのはほんとですか。

本田——そう、出ません。

わたしたちが検査によって調べることができるのは、ウイルスそのものじゃなくて、「ウイルスが入ってくることによって、体の中でつくられるHIVの抗体」です。

抗体は、体に入ってきた敵（＝HIV）を認識して、体がつくるタンパク質です。HIVの抗体検査では、血液の中にそのタンパク質があるかどうかを調べます。

HIVを認識して、その抗体ができるまではだいたい六週間（一ヶ月半）から三ヶ月くらいかかります。ですから、体の中にHIVが入ってから抗体ができるまでの期間はHIVの検査を受けても「陽性」とはなりません。感染しているのに検査をしても反応が出ないこの期間を、「ウィンドウ・ピリオド（空白期間）」と言います。

だから、今日HIVにかかって、明日検査を受けても結果は陽性とはなりません。

もしも今日、心配な性行為をしたら、三ヵ月後に検査を受けるのがいいと思います。

32 陽性か、陰性か——検査の結果を待つ

Kさん たとえば彼氏に「コンドームつけてね」と言うことはできるかもしれないけど、ＨＩＶの検査を受けさせるのはすごく難しいですよね。

本田——難しいでしょう。だけど、たとえば、「この間ＨＩＶの話を聞いたら何か不安になったから、一緒に検査行かない？」と誘うのはいいかもしれない。

自分が感染していないとわかっていても、「一緒に行かない？」とか、「一緒に予約取ろうよ」と誘ってみる。

Oさん わたしの友だちで、彼氏ができたら毎回、絶対検査を受けさせるっていう子がいます。でも受けた結果が陰性だったら、オギノ式みたいに、この日は妊娠しないっていう日はセックスのときコンドームをつけないっていう方向に行っちゃってますけど。

本田——でも、セックスする前にお互いが検査することは、すごく大事。自分も守れるし。

Kさん ＨＩＶの検査にかかる時間ってどれくらいですか。

本田——検査自体は、カウンセリングの時間が五分から一五分、採血に五分くらいです。

ただし、保健所や通常の検査所では、さっきお話ししたように、結果は一週間後に

聞くことになります。また、「**迅速検査**《じんそく》」ができるところは、たぶん一時間くらい待ってもらえば結果はわかるし、大規模な病院では、陰性であればその日のうちにわかります。

Nさん わたしが外国で検査を受けたときは、一緒にいた男の子に「受けよう」と言われて、まいっか、と思ったのがきっかけでした。

Iさん 何かないと、検査は受けづらいね。

Nさん そのときは一日ですぐ検査の結果が出ました。費用は六〇〇〇円だったかな。その国の物価からするとかなり高額ですけど、次の日にすぐ結果が出るのはいい。

　結果がわかる翌日まで、ほんの何時間ですけど、それでも待つのはすごく怖かった。わたしは絶対コンドームを使ってたし、大丈夫だと思ってたんだけど、それでもほんとうに怖かった。だから、日本の保健所の検査では結果が一週間後って聞いたときは、そんなに待てないって思った。

Iさん 六本木のクラブで、お医者さんが来てその場で検査をしてくれているのを見たことがあります。そこでは、その場で検査の結果がわかるんですよね。

本田――そうですね。赤枝六本木診療所（http://www.akaeda.com/index.html）では、その

場でわかる「エイズ街角無料検査」を西麻布・原宿・渋谷などで実施しています。

Kさん でも、クラブで気軽に「ちょっとやってみようか」って検査して、その場でもし陽性だとわかっちゃったら……。

Oさん 迅速《じんそく》検査だったら、一時間くらいでわかるんですよね。都内ではどこで受けられるんですか。

本田 ――現在、江戸川区、杉並区、立川市の保健所などで即日結果がわかる迅速検査を実施しているようです。

迅速検査については、一点だけ注意してもらいたいことがあります。それは、この検査はいわば**簡易検査なので、はっきり陰性だと確認できない人は、全員陽性として拾ってしまう**ということ。

ＨＩＶに感染してなくても、検査に反応するタンパク質を持っていて、陽性の結果が出ることを偽陽性《ぎ》と言います。検査の方法にもよりますが、だいたい一%くらいですね。でも、陽性の人を落としちゃいけないから、そういう人もかなり多めに拾ってきて、もう一回詳しく検査をするという方法が、迅速検査なのね。つまり、その場で「あなたはＨＩＶじゃないですよ」というのはわかりますが、陽性か陰性かはっ

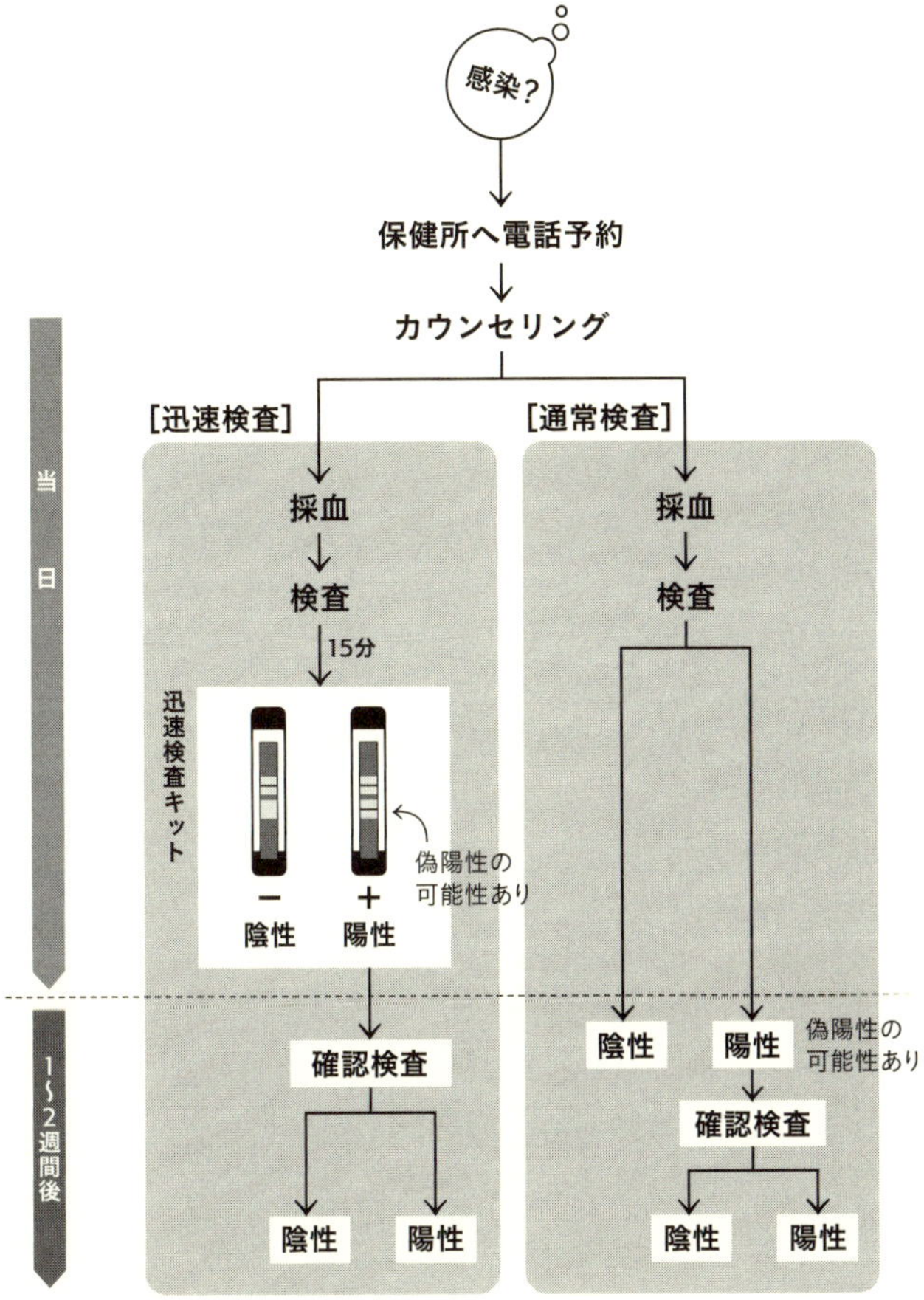

[図 9] HIV 検査の流れ

保健所での検査は匿名・無料。通常検査は結果がわかるまで 1 〜 2 週間。迅速検査の場合、陰性と確認された場合は当日に結果がわかります。迅速検査も通常検査も陽性の場合には偽陽性（本文 124 ページ参照）の可能性があるので、確認検査が必要になります。確認検査には1 〜 2 週間かかります。

きりしない場合は陽性として扱われてしまいます。

だから「再検査」と言われても、実際に陽性と決まったわけではありません。数日時間をかけて詳しい検査をして、その結果「陰性です」という場合もあります。ここで再検査と聞かされても、落ち込んで、そのままやけになったりしないで、必ず再検査の結果を待ってください。実際、かかりつけの診療所で受けた迅速検査の結果が陽性だったといってわたしの外来を受診した方が、再検査すると陰性だった、という例を最近経験しました。

「陰性です」と言われたらもう絶対陰性ですが、「はっきりわかりません」と言われても、慌《あわ》てずに必ず再検査に行ってほしいと思います。

33 検査を受けに行く人はほんとうは平気な人？

Kさん「自分は平気だ」と思っている人ほど、検査を受けに行くと思う。わたしは怖くて怖くて、ほんとに感染していたらどうしようと思うと、その一歩が踏み出せない。

逆に、「わたしは特定の人としかセックスをしてないいし、思い当たることもないから大丈夫よ」、という人のほうが、不安に思ってる人よりも検査を受けに行きそうな気がする。

本田――それはあるかもしれませんね。

Kさん　ほんとうにリスクの高い人は……自分のことを言ってるわけじゃないんだけど、受けに行かないいんじゃないかな。

本田――ほんとうに検査が必要な人に、どうやって検査に行ってもらうか、というのはとても難しい問題です。いま言ってくれたように精神的な問題が一番大きいだろうと思いますし、予約がなくても、仕事をわざわざ休んだりしなくても、気軽に検査を受けることができる場所をつくることが大切だなと思います。

ある保健所では、迅速検査を始めたことで、ＨＩＶの検査を受ける人数が十一倍になったという例もあります。手軽に検査を受けたいと思っている人は潜在的にすごくたくさんいるんだということが、この結果からも類推できるでしょう。

わたしの病院の外来に来てもらってもいいですよ。ただ、うちの病院に来るとお金がかかります。初診料がいくらかは病院によって異なりますが、保険診療ではないので七千円ほどかかります。

だから、ほんとうは勇気を出して保健所で検査をするのが一番いい、と思います。迅速検査を実施している保健所に行けば、無料だし、その場でわかる。ただ、その多くは平日ですね。希望者が殺到して飽和状態だという話も聞きます。

Nさん わたしは、検査には恋人とか友だちと行くのがいいと思う。全然大丈夫だと思っていても、やっぱり不安だもん。結果を待つのも、ちょっとの時間だけでも怖いし。わたしが検査を受けたときは彼と一緒だったし、結果も一緒に見たから心強かったんだけど、それでなかったらきついよ。

本田 ――それはひとつの方法ですね。でも、大勢で行ってしまって、みんなで順番に並んで結果を聞いてしまったとき、もし自分だけが感染しているとわかったとしたら、すごく落ち込んでしまうでしょうし、結果はもちろん自分だけにしか知らされませんが、自分の動揺が周囲にもわかってしまうかもしれません。これはできれば避けたいシチュエーションです。

パートナーと一緒に行く、というのも心強いかもしれないけれど、HIVは最終的には個人の問題として捉えたほうがいいので、一緒に行くのは良くない、と言う人たちもいます。

Iさん わたしの場合、正直に言うと、やっぱり自分とは関係のない、どこか遠い話のように感じてしまっているところがあって。すみません（笑）、なぜか、ぜったい感染していないという自信があるんです。だから、わざわざ検査に行こうという気にはなれなくって。

Oさん 自分だけは安全だと思っている人も多いでしょうね。

本田――どこか他人事のように感じてしまう、というのはよくわかります。

でも、だからこそやはり強調しておきたい事実がいくつかあります。くり返しになってしまいますが、まずＨＩＶは粘膜を介した接触によって容易にヒトからヒトへうつること。そして日本のＨＩＶ感染者は増えていて、しかも自分が感染していることを知らない人はおそらく「万」の単位でいるだろうと推測されること。

次に、自分が性交渉を持つ相手がひとりでも、その相手が複数の人々と交渉を持っていれば、結果として自分の相手を通じて、彼らとも交渉を持ったに等しい感染のリスクがあること。

そして、これは後でもう少し詳しくご紹介しようと思っていますが、日本では非感染の人をＨＩＶから守る、もしくは早期発見する制度はなく、万が一、**自分のパー**

トナーがＨＩＶに感染したとしてもそれをあなたに教えるかどうかを決めるのはパートナーで、必ずしもその事実をあなたが教えてもらえるとは限らない。つまりパートナーの善意によるものでしかないということ。

誰もが知らないうちにＨＩＶとすれちがっている可能性はあるのね。日常生活の中で性的な接触のある人には、ぜひ定期的にＨＩＶの検査を受けておいてほしいと思います。

コラム**3**

HIV検査を受けるまでとその後

HIVの検査を受けるのは、誰にとっても気が重いものです。実際に検査を受けて結果を知るまでには、いくつもの決心が必要になります。おせっかいですが、検査を受けるまでとその後について、ちょっとシミュレーションをしてみることにします。

①「自分はHIVに感染している可能性があるだろうか?」

これは、もし、あなたが**誰かと一度でも性的な接触をした経験があれば、可能性はある**、と考えて構いません。

②「どうすればHIVに感染してるのかわかる?」

HIVに感染しているかどうかを知るには、**血液をとって、HIV抗体があるかどうかを調べるしかありません。**

③「どこで検査を受けようか?」

HIVの検査は**保健所では匿名・無料**で受けることができます。詳しくは114ページをご覧ください。その他、病院でも検査を受けることができます。このときは有料です。健康保険も利かないので、費用は全額負担です。施設によって値段は異なりますが、五千円から一万円くらいです。

④「心細いから友達を誘って何人かで検査に行こうかな」

気が重い検査を受けるのに、友達が一緒に受けてくれれば心強い、と思うかもしれません。でも、もし、グループの中の誰かが陽性だった場合のことを思うと、**できればしっかり決意を固めて、ひとり、もしくは大切なパートナーと**受けに行った方がいいんじゃないかと思います。

④′「**自宅で検査ができるキット**を使ってみようか？」

自宅で簡単にＨＩＶの検査ができる、というキットが最近インターネットなどを通して簡単に手に入るようになりました。精度も高いと謳《うた》っています。このようなキットを使うのもひとつの方法ではありますが、万が一、陽性（ＨＩＶに感染している）と結果が出たときに、自宅で**ひとり途方に暮れてしまう**ことになってしまいます。これは、極めて残念な状況です。便利な道具ではありますが、わたしは、個人的には**保健所や医療機関で受けることをお勧めしたいと思います。そこでは、力になってくれる人が、必ず目の前にいます。**

⑤「スクリーニング検査が判定保留と言われた……」

判定保留は必ずしも「陽性」ではありません。125ページの図9にあるように、**ＨＩＶの検査は二**

段階になっていて、まず確実に陰性であることがわかる「スクリーニング検査」と、スクリーニング検査で陰性でない場合に、ほんとうにＨＩＶに感染しているかどうかを調べる「確認検査」があります。スクリーニング検査で「陰性ではない＝判定保留」と出た場合には、すぐに確認検査を行いますが、これで「陰性」と判明することもあります。がっかりしないで結果を待ってください。確認検査には一〜二週間かかります。

⑥「確認検査で陽性だった」

残念ながらＨＩＶに感染していたとき、がっかりするのは半日くらいにして、その後は元気を出してください。二〇〇六年のいま、**ＨＩＶはすぐに死ぬ病気ではなくなりました。何よりも大事なことは、病院に行くこと。**コラム１（60ページ）でご紹介したように、厚生労働省は国内のＨＩＶ診療ネットワークをつくっています。エイズ拠点病院（218ページ）には必ずＨＩＶを診る医師がいます。まず、いまの体の状態を知るために、できるだけ早く病院を受診してください。

⑦「病気のこと、誰にも言えない……」

ＨＩＶに感染していることを誰かに打ち明けるのは、とても勇気のいることです。でも、これから始まるＨＩＶと共に生きる人生を、誰かに支えてもらえることほど頼もしいことはありません。親でも、兄弟でも、パートナーでも、友人でも、自分が大切だと思っている人に、ぜひ相談してみてください。わたしの**患者さんの多くは、いつも「病気のことを打ち明けて良かった」と話してくれます**。

⑧「ＨＩＶにかかったわたしは、死ぬんだ……」

しつこいですが、いま、ほとんどの患者さんはＨＩＶでは死にません。体を守るリンパ球が減らないうちにＨＩＶ感染がわかって、**きちんと病院に通っていれば、必要なタイミングを逃さず治療を始めることができます**。そうすれば、これまでと同じ生活を続けて、おそらく天寿を全うすることも可能です。残業も、運動も、海外旅行も、いままで通りです。

でも、知らないうちに体を守る免疫の力がなくなってしまった（リンパ球が減りすぎてしまった）場合は、話が違います。現在、**ＨＩＶに感染して亡くなっているのは、病気が見つかるのが遅すぎた方々ばかり**です。できるだけ早く感染していることを知ることで命を救うことができます。①の質問「自分はＨＩＶに感染している可能性があるだろうか？」の答えが「はい」である方は、どうぞすぐに検査を受けてみてください。

Ⅴ

HIV感染が判明しても
この世の終わりではない

34 感染が判明した後のこと

Oさん HIVの検査で「陽性です」と言われたら、精神的なダメージはすごく大きいと思うのですが、それによって自殺してしまう人もいるのでしょうか。

本田――それはわたしたちにはわからないんです。

たとえば、保健所などで検査をして陽性だと判明して、誰にも言えずそのまま……ということがあったとしても、わたしたちにはそんな悲しい出来事があったことを知るすべがないのですから。残念なことですが、わたしたちは病院に来てもらえない人の役に立つことはできないのです。

Iさん HIVに感染しているとわかった人が、隠さず他人に言ったとします。その後差別を受けたというか、たとえばすごく仲のいい友だちだったのに、ごはんを一緒に食べに行ってくれなくなったりとか、そういうことはやはりあるのでしょうか。

本田——思い出したくないから、言わないようにしていらっしゃるのかもしれないけれど、いまのところわたしに、そんなに露骨にイヤな思いをした体験を話してくれた患者さんはいません。

だけど、ＨＩＶだと打ち明けて、その後すごく楽になったと言う人はたくさんいらっしゃいます。

Kさん 友だちと「もし自分がＨＩＶだとわかったら、誰に言う？」という話をしたことがあります。彼女は「誰にも言わない」って言っていました。

親にも言わない、ただ心配かけるだけだからって。言っても、わたしが死ぬまでの間、親がずっと心配し続けるだけだから、できるところまでは言わないって。

彼女は親友にも言わないと話していました。親友にちょっとでも壁をつくられるのがイヤだから。

Nさん でも、ひとりで抱えるのはつらいよね。

Iさん 親に言うのはきついかも。親には言えないかも。

Oさん でも、親には……って思わない？

Iさん 心配しちゃいそう。

Kさん　親も相当いい年なのに、さらに悩みのタネを増やすのかって感じもするもんね。

本田——みんなの言っていることはよくわかります。友だちが手を触ろうとして、何かちょっと躊躇《ちゅうちょ》したり、大皿料理がきても、取り分けるのはちょっとね……という雰囲気が見えたら、やっぱり悲しくなると思います。うつらないんだけどね。

Kさん　自分も遠慮しちゃうんでしょうね。うつらないとわかっていても、一緒に鍋をつつくのは嫌がられるかな、と思ったりしちゃうんだろうな。

Iさん　たぶん自分が感染してしまったら、自分を責めてしまうと思うんです。ひとに打ち明けづらいのは、なんだかやましい気がするっていうこともあるのかもしれない。

Oさん　でも、よく考えると、それもおかしいですよね。だってセックスすること自体は自然なことだし、たまたまそこにＨＩＶのウイルスがいたから感染しただけで……。感染してない人と感染した人との違いって、それほどないですよね。

Iさん　でも、あのとき予防できていればっていう後悔はあるんじゃないかな。

Oさん　後悔と、やましさは別じゃない？

Nさん　たぶん、**「ふつうにセックスしてたら感染しない」って、みんな思ってるから**だよ。ほんとうはそんなことないのに、「ふつうは感染しない」っていう風潮が強くなってしまうと、いま自分が感染しているかもしれないって心配している人は、ますます検査に行きづらくなるんじゃないかな。

本田――そうですね、まずは、こういう話ができるようになることがいいんだと思います。これは**誰に起こってもおかしくないこと**だということがわかってもらえれば、予防にももう少し気をつかうようになるだろうし、検査にも行きやすくなる。

そして、どんな病気でもそうだと思うけど、自分の力だけでできることには限界があります。だから、誰か味方はいたほうが絶対にいいの。家族や恋人やパートナーに支えてもらうのはもっとも理想的だし、保健所では、病院はもちろん、感染について相談できるサポート団体やボランティアも紹介してくれます（巻末の「各地域のサポート団体・電話相談リスト」参照）。

家族に言えなくても、お医者さんや、サポート団体に電話で相談したりすることはできるかもしれない。ひとりで悩んでいるよりは精神的にずっと楽になるような気がします。

Nさん　あと、ここにいるみんなは、たぶん自分が感染するのを心配してると思うんですけど、たとえば、わたしが風邪をひいてエイズの人にうつしたら、その人のほうが大変なことになるんですよね。エイズ関係のNGOの活動をしている方が風邪をひいてしまったとき、とても神経をつかって、絶対風邪をうつしてはいけないと言っていたのが印象的でした。

本田――そうですね。わたしたちもインフルエンザのシーズンはとくに気をつけます。万が一自分がかかってしまったら、即座に患者さんとの接触は禁止。入院病棟へも外来へも行けなくなります。

35 セックスした相手に「わたしは感染していました」と知らせる？

Nさん 患者さんで、どこで感染したか、心当たりがない人っているんですか。

本田――まったくないという人はいません。だけど、付き合ったのは彼ひとりだけですとか、人生を通じて性行為があったのは一回限りだっていう人もいます。

Oさん たとえば、わたしがセックスをした人が、いままでに五人いるとしますね。わたしがHIVに感染していると判明しても、そのうちの誰から感染したのかわからない。

お医者さんとしては、この五人全員に「わたしは感染していましたよ」ということを知らせたほうがいいと勧めますか。

本田――勧めます。でも、それは難しいことですね。

たとえばわたしは、感染が判明した患者さんに、「いまでも連絡を取っている人がいますか？」「その人は検査を受けたほうがいいかもしれない。連絡できますか？」と聞きます。言えるという人もいるけど、もうそれはできませんという人も、当然います。

その迷ってる人をさしおいて、わたしが連絡先を聞いて、いきなり「国立国際医療センターの本田と申しますが、実は……」というようなことは絶対にありません。

Iさん　でも、そこまでやるくらいじゃないと、どんどん広がっちゃうんじゃないかと思っちゃう。

本田――そう、広がります。だから、これは間接的な殺人になってしまうと患者さんにお話しします。そういう言葉は使いたくないんだけど。でも、その通りなんですよね。**間接的に、慢性的に、人を殺すかもしれない**ということです。実際にＨＩＶを他人に感染させることを罪とする国々もあります。

アメリカでは処罰などの決まりはなく、州によって対応は異なりますが、多くの州で感染者の届け出制度があり「あなたが性交渉を持った相手を教えてほしい」と、州の担当官から連絡を受けます。その際、相手の名前を教えると、担当官が本人の名前は明かさず、その相手に「あなたは感染している可能性があるので、検査を受けてはどうですか?」と知らせてくれる。これはHIVだけでなく、梅毒などの性行為感染症全般に設けられた制度です。もちろん相手の名前を教えるかどうかは本人の意思によるので、必ずしも全員が自分の相手を教えてくれるわけではありません。

日本の場合、ヨーロッパのような罰則規定はありませんし、アメリカのような性交渉を持った相手への追跡調査制度もありません。**日本では、感染していない人をHIV感染から守る制度は存在しません。**感染して、しかもその事実を自分で知っている人が、過去に性交渉を持った相手にその事実を教えるかどうかは本人に任されています。パートナーが必ずしも自分に教えてくれるとは限りません。「相手には感染させないようにしよう」と自分から話してくれるという「善意」、または必ずコンドームを使って感染させないようにしてくれる「配慮」に頼るしかないのです。

36 ＨＩＶに感染したら、セックスは禁止？

Ｋさん　ＨＩＶに感染しているとわかったら、もうそれ以降セックスはできないんですか。

本田――いいえ、そんなことないですよ。

Ｉさん　たとえばコンドームをしても、相手にＨＩＶをうつす可能性はゼロじゃないと思うんですが。

本田――そう、うつす可能性はゼロじゃありません。

その危険性を減らすためにも、ＨＩＶのウイルスが体内に多いときはお薬を飲んでもらったほうがいい。いまの趨勢《すうせい》では、薬を長く飲むことの副作用を考慮して、ＣＤ４（兵隊）が下がってくるまで薬は飲まない、というのが基本です。だから、その薬を飲まない間は、医者としては、性的な接触をなるべく避けてほしいと思います。

でも、それを止める権利は誰にもないのね。

Ｏさん　自分が感染しているのがわかっているのに、コンドームをつけずにセックスする人もいるんですか？

本田――そういう人もいます。

Iさん 実際に患者さんでそういう人がいますか？

本田――ごくたまにですが、います。男性の患者さんで、安全に性行為をしてるかどうか尋ねたとき、「自分がお金を払ってるんだから、なぜそんな配慮が必要なんだ」、という答えが返ってきてびっくりしたことがあります。主に、風俗に行って性行為をする人だったんですね。

自分は、風俗でしか性行為をしないし、風俗にはお金を払ってる。「自分がお金を払って、どうしてそんなことまで気を配らなきゃいけないんですか」って言われたときには、思わずカッとしてしまって、落ちつけ、目の前の患者さんがわたしのいま一番大事な人なんだ、と自分に言い聞かせながら話を続けました。

Iさん 最悪……。相手の女の子は感染してしまう危険性が高いですよね。

本田――そうです。こういったケースはきっとたくさんあると思います。

わたしたちが患者さんに言えるのは、感染者の方が誰かと性的な行為をしたいと思ったら、まず自分はＨＩＶ陽性だと相手に言ってください、ということだけです。でも、それは非常に難しい問題ですね。とくに行きずりでよく知らない人には言えないでしょう。

だから理想を言えば、感染してしまった人には、自分のセックスの相手を吟味して、選び抜いて決めて、その相手に正直に話してもらいたいと思います。

相手が受け入れてくれたらもちろんセックスをしていいし、そうじゃなかったら、相手を大事に思う気持ちと自分の性的な衝動のどっちを大事にするかを決めてもらうしかない。

法律でＨＩＶ陽性の人の性的な接触を禁ずる、なんてできません。

37 エイズは完治するの？

Kさん ＨＩＶに感染しても、発見がすごく早くて、すぐ治療をすれば治るっていう噂を聞いたんですけど。

本田――治るかと期待した時期もありました。世界中で研究が進んでいて、すごくいい薬がたくさんできているのね。一九九五年にそれまでとは違う、新しいタイプの薬ができました。

リンパ球の中でＨＩＶが増殖するときの最終段階で使われるプロテアーゼという

酵素《こうそ》をやっつける、プロテアーゼ阻害剤《そがいざい》という薬です。

これが発明されたときには「すごくいい薬ができた、これでなんとかなるんじゃないか」と期待されました。従来のＨＩＶ治療薬、これはリンパ球の中でＨＩＶが増殖するときの、わりと早い段階で使われる逆転写酵素という酵素をやっつける、逆転写酵素阻害剤と呼ばれる薬ですが、この逆転写酵素阻害剤とプロテアーゼ阻害剤を組み合わせる、強力な治療法が急速に広まりました。

ＨＩＶが見つかったら、みんな薬をすぐに飲もう！　という動きが世界中で起こって、"Hit HIV Early and Hard"(見つかったらすぐに強力に治療しよう）というキャッチフレーズもできました。

ですが一〇年経った現在では、やっぱりこの薬でも完治しないことがわかりました。治療をどんなに早く始めても、ウイルスはゼロにならない。でも、できる限り減らすことはできるし、その結果、体の中の兵隊・ＣＤ４も増えてきます。

先ほど一ccの血の中に一〇〇万コピー（ウイルスの単位）くらいウイルスがいると言いましたけど、それを五〇コピー未満まで減らすことはできます。いまの技術でウイルスを検出できる限界を「検出限界」と言うのですが、五〇コピー未満を「検出限界以下」と言います。

ウイルスを検出できなくなるので、「良かったですね」と喜ぶんだけど、でもそれでＨＩＶが治ったというわけではありません。

Ｏさん　エイズになる前に治療を始めなければ、「検出限界以下」にはならないんですか？

本田――もちろんエイズが発症した後でも、「検出限界以下」まで下げることはできます。でも理想としては、ＣＤ４が減りすぎたり、エイズが発症する前に始めることができれば一番いいのね。

薬を飲むことで、ウイルスを「検出限界以下」に減らして、ＣＤ４の値も上げることができます。

「検出限界以下」というと、ウイルスを数えられないのだからすごく少ない感じがしますね。でもその人が何らかの理由で薬をやめると、一ヶ月後には元のレベルまで戻ってしまいます。ウイルスの数が一〇〇万だった人は一〇〇万に戻る。「検出限界以下」というのは、いまは数えられないほど少ないけれど確実にウイルスはいる、という状態なのです。

現状では、**いったんＨＩＶに感染すると、体内からＨＩＶが消えることはない**というのが結論です。

Oさん――でも、かなりのところまで抑えることはできる。

本田――そうです。ＨＩＶが体内の兵隊（ＣＤ４）を壊すから数が減っていくわけで、もともとの敵であるウイルスが少なくなれば、当然、壊される兵隊の割合も少なくなります。だからこの薬を飲むと、ウイルスは少なくなって、自分の兵隊は保たれる。すごく調子が良くなります。

たとえば、ＨＩＶの薬を二五歳で飲みはじめたとしたら、いまの医療環境ではたぶん七〇歳くらいまでお元気です。かつては一〇年で死ぬはずだった病気が、七〇歳とか八〇歳まで生きることができるようになるだろうと考えられています。いまの日本の平均寿命は男性が約七八歳、女性が八五歳ぐらいですから、飛躍的に感染者の余命は延びたと言えるでしょう。

ですが、いまは薬を飲むことによる副作用が問題になっています。コレステロールの値がすごく上がるとか、肝臓が悪くなるとか、手足がしびれるとか、ある薬に特徴的な感じで痩《や》せてしまうとか、そういったいろんな問題が出てくるので、薬を長期間飲み続けるのは必ずしも安全ではないかもしれない、というのがわかってきました。

38 薬を飲み続ける大変さ

薬を飲むことについては、もうひとつ問題があります。みなさんが風邪をひいて、病院で「五日分です」と薬を処方されたとして、五日分全部飲みますか？

Nさん　飲まない……。

本田――飲まないですよね。飲まない人がたくさんいます。最初、苦しいと思ってるときは飲むんだけど、その日の夜に飲んで、翌日の朝も飲んで、治ったかなと思ったら飲まなくなる。

一日三回の処方だったら五日間で一五回分。そのうちの二回か三回か飲んで、あとは次のときに取っておこうとか、捨てちゃおうという人が多いでしょう？

だけどＨＩＶの薬というのは、血液の中にある一定範囲の濃さがないと効かなくなる。それを「有効血中濃度」と呼びます。

有効血中濃度よりも実際の血中濃度が高くなれば、いわゆる中毒症状を起こしますし、低ければ効き目がありません。

図10を見てください。全然飲んでいないときにはもちろん血中濃度はゼロで、飲み

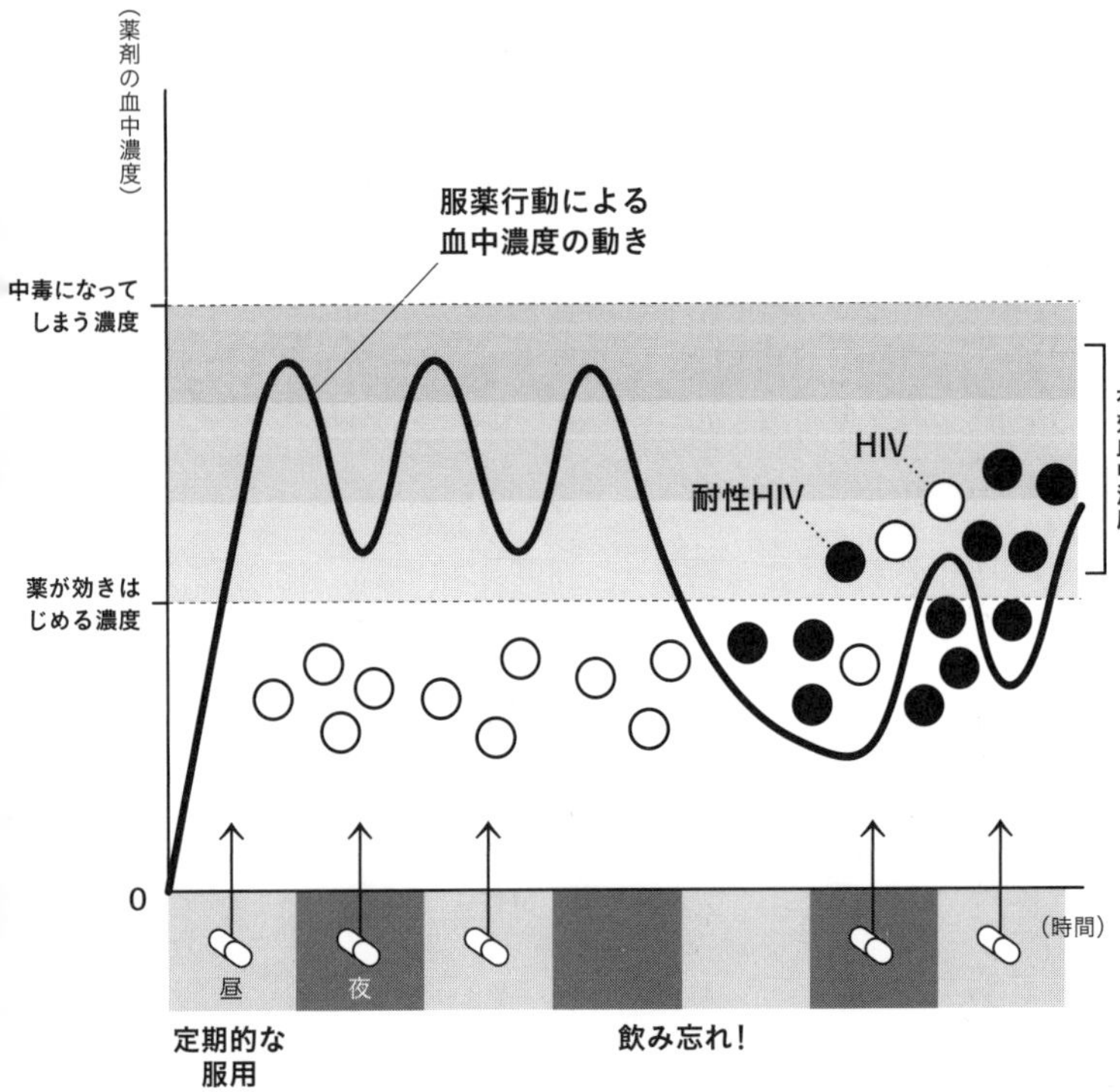

［図10］ 薬が効かなくなるとき

抗 HIV 薬による治療では、ウイルスの増殖をおさえるために薬剤の血中濃度を一定の範囲内に保つ必要があります。薬を飲み忘れてしまうと薬剤の血中濃度が低下し、薬の効かない HIV（耐性 HIV）が増加。1ヶ月のうち３度の飲み忘れで、その薬の効き目がなくなると言われます。

［出典］『患者ノート』より改変。国立国際医療センター エイズ治療・研究開発センター、2005年

過ぎると中毒になってしまいます。だいたいその中間の濃度の薬がいつも体の中になければいけない。そうじゃないとＨＩＶのウイルスをやっつけることができないんです。

薬を飲むと、ゼロから薬の血中濃度が上がってくる。当然、時間が経つと減ってくるから、血中濃度の下限まで下がる前に二回目の薬を飲む。すると、また血中濃度が上がってきて、時間が経つとまた下がるから、三回目の薬を飲んで、また上がって、……といつも血液内の薬の濃度をある範囲に保たなければいけないんです。

薬を飲むのを忘れると、血液中の薬の濃度が下がってしまって、薬の効き目がないという時間ができます。このタイミングをＨＩＶは待っていて、自分の体を改造して増殖するようになります。この変化を「抗ＨＩＶの薬に対する耐性《たいせい》の獲得」とわたしたちは呼んでいるのですが、要するに**これまでの薬が効かないかたちにＨＩＶが生まれ変わってしまう**、というわけです。これが耐性ウイルスの誕生です。

さらにやっかいなのは、ＨＩＶの薬をいいかげんに飲んでいて、体内に耐性ウイルスを持っている人から感染すると、自分は一度も治療を受けたことがないのに、最初から薬の効かないウイルスに感染してしまい、治療薬の選択が非常に狭まってしま

[HIV が増えるまで]

① HIV の侵入
② 逆転写酵素の働きで、HIV-RNA が HIV-DNA に←**【A】の薬**
③ 細胞の DNA に HIV-DNA が組み込まれる
④ DNA からタンパク質が合成される
⑤ プロテアーゼがタンパク質を切断←**【B】の薬**
⑥ 新しい HIV が発芽

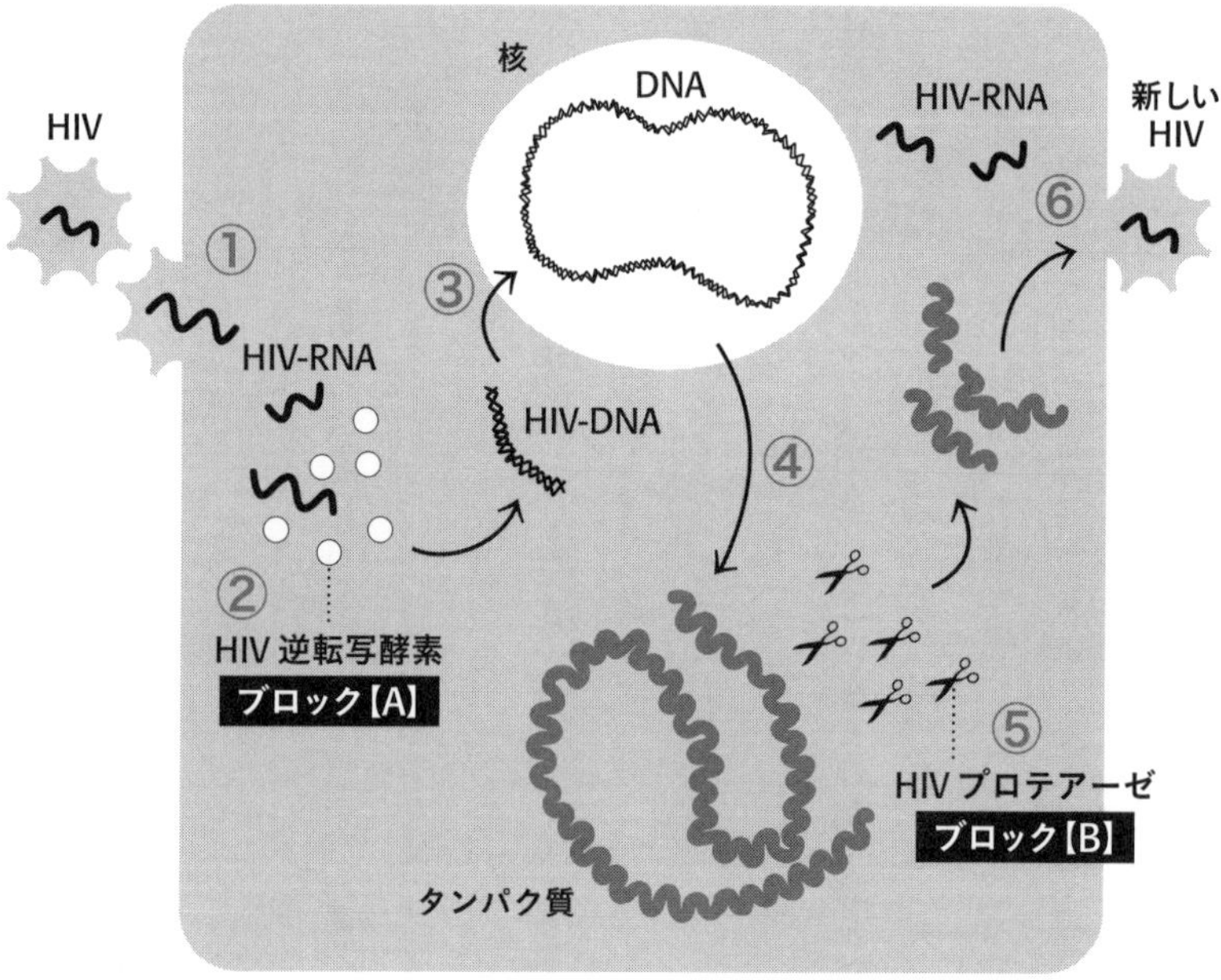

[CD4 陽性リンパ球]

[図11] HIVの増殖ステップと治療薬の使い方

HIV は、上の図の①から⑥のステップを踏んでリンパ球の中で増殖します。このステップの邪魔をして、HIV を増殖させないようにするのが抗 HIV 治療薬の目的です。現在の標準的な治療では②と⑤に作用する薬をそれぞれ選び、全部で３種類の治療薬を服用します。

[出典] 『患者ノート』国立国際医療センター エイズ治療・研究開発センター、2005年

ブロック【A】

（核酸系）逆転写酵素阻害剤

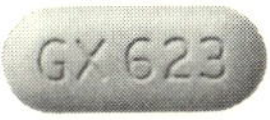

ザイアジェン
1錠を1日2回
62,262円／1ヶ月

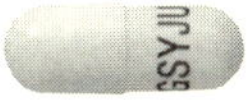

レトロビル
2カプセルを1日2回
39,756円／1ヶ月

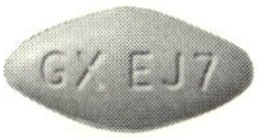

エピビル
1錠を1日1回
58,161円／1ヶ月

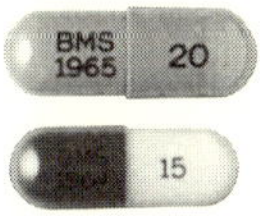

ゼリット
2カプセルを1日2回
61,812円／1ヶ月

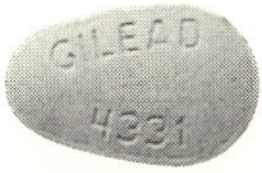

ビリアード
1錠を1日1回
63,357円／1ヶ月

（非核酸系）逆転写酵素阻害剤

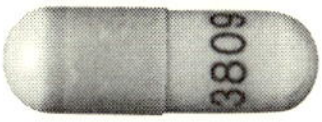

ストックリン
3カプセルを1日1回
（できれば就寝時）
61,785円／1ヶ月

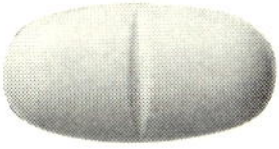

ビラミューン
1錠を1日2回
62,220円／1ヶ月

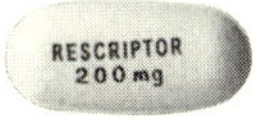

レスクリプター
2錠を1日3回
62,550円／1ヶ月

ブロック【B】

プロテアーゼ阻害剤

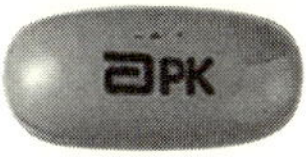

カレトラ
3カプセルを1日2回
47,124円／1ヶ月

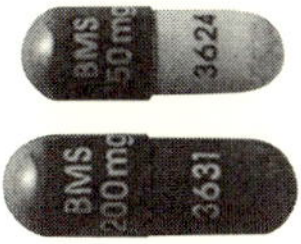

レイアタッツ
2カプセルを1日1回
35,490円（小）、
47,550円（大）
／1ヶ月

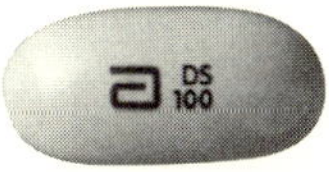

ノービア
6カプセルを1日2回
45,648円／1ヶ月

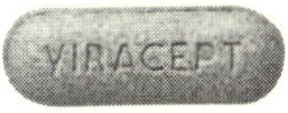

ビラセプト
5錠を1日2回
（3錠を1日3回）
50,550円／1ヶ月

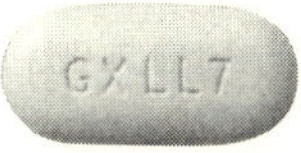

レクシヴァ
2錠を1日2回
96,072円／1ヶ月

代表的なHIVの治療薬

写真は実物大です。

うことです。実際このような人はとても増えてきています。

いまＨＩＶの薬は一日一回か、一日二回飲むことになっています。**一日二回の薬だと、ひと月に六〇回薬を飲む計算になりますが、六〇回のうち、三回飲み忘れたら、その薬の効き目はなくなる**、と言われています。

さっきの風邪薬のことを考えてもらうとよくわかると思うけど、月に六〇回、決められた時間に忘れずに薬を飲むのはすごく大変なことです。だいたいごはんだって一日三回きちんと食べずに二回ですますとか、食べないときだってありますね。

でも、薬を、しかも血中濃度が下がらないように十二時間おきに必ず飲まなきゃいけないとなると、たとえば朝十一時に一回、夜十一時に一回と、ずっと薬を飲み続けることになる。それは患者さんにとってはものすごいストレスです。なかには飲むのが嫌になってやめてしまう人もいます。

だから、いい薬ができたというのは間違いありませんが、その薬を真剣に一生飲むんだ、という覚悟を決めないと効果がないものなんです。

Ｏさん　いま薬は何種類くらいあるんですか。

本田——わたしたちが広く患者さんに処方している薬は全部で十六〜十七種類ほどです。

図11を見てください。一個ずつ写真つきで、この薬は一日二回飲む、値段はいくらで、と書いてありますね。薬のサイズはかなり大きいんですよ。これがほぼ実物大。値段もけっこうするんです。

Kさん　大きいですね……。

本田――そうなんです。これを一度に何粒も飲むのはとても大変です。

ＨＩＶの薬は、その働きによって大きく分けると、さきほど説明した「逆転写酵素阻害剤」と「プロテアーゼ阻害剤」というのがあって、逆転写酵素阻害剤はさらにふたつのグループに分けられます（153ページ）。

それぞれのグループの中に、何種類かずつの薬があります。ふつうは、複数のグループから薬を選んで、少なくとも三種類の薬を飲んでもらうようにしています。でも、先ほど耐性ができてしまうというお話をしましたが、飲んでいるうちの、ひとつの薬に耐性ができてしまうと、その薬が入っているグループの薬全部が効かなくなってしまう可能性があるんです。

だから、一個効かなくなっても、他にたくさん種類があるから大丈夫、ということではなく、ひとつの薬に耐性ができると、同じグループの薬すべての効き目を失ってしまうという危険性があるの。

39 治療費の負担額

Kさん 薬には保険が利くんですか？

本田―――利きます。それはみなさんに強調したい点です。

実はＨＩＶのことを人にお話しするときに、どういうアプローチでいけばいいのか、すごく迷っていたのです。

ゲイの人の話を取り上げると、ゲイじゃない人は自分の問題じゃないと思うかもしれないし、多くの方にとってわかりやすい入り口ってなんだろう、といつも考えているのですが、薬の値段の話から入るのは、とても具体的な問題だからいいんじゃないかと思っています。

ＨＩＶの薬は、だいたい三種類をまとめて朝・晩飲むことになっています。これを健康保険を使わないで買うとすると、**薬代や血液検査で月に約二〇万円くらいかかります。年間でいうと二四〇万円。**

Nさん　ヤバい、わたしの年収より高いぞ（笑）。

本田――そう、年収に匹敵するような薬代が必要になります。でも**健康保険が利いて、**そのうち七割を負担してくれます。三割負担なら、二〇万円の薬だとすれば負担は六万円くらいになる。でも六万円を自分の給料から払うのって難しいじゃない？

日本には薬害エイズの患者さんへの救済事業をはじめ、ＨＩＶに関するさまざまな保障制度があります。まず、血友病でＨＩＶに感染してしまった人々をなんとか助けねばならないという経緯からつくられた、**免疫機能障害に対する「身体障害者手帳」**の交付制度があります。

それから「**自立支援医療**」と言って、身体障害者手帳を持っている人に対して、持っている障害を軽くしたり、進行を防いだりするための治療を受けるときに、自治体が医療費を援助してくれる制度も適用されます。

だから、一般的な若い人たち、月に二〇万前後の給料で働いているような人たちの場合は、自己負担はほとんどゼロ、収入が多い方でもだいたい数万円くらいの範囲内です。

Oさん　年収によって薬代が決まるということですか。

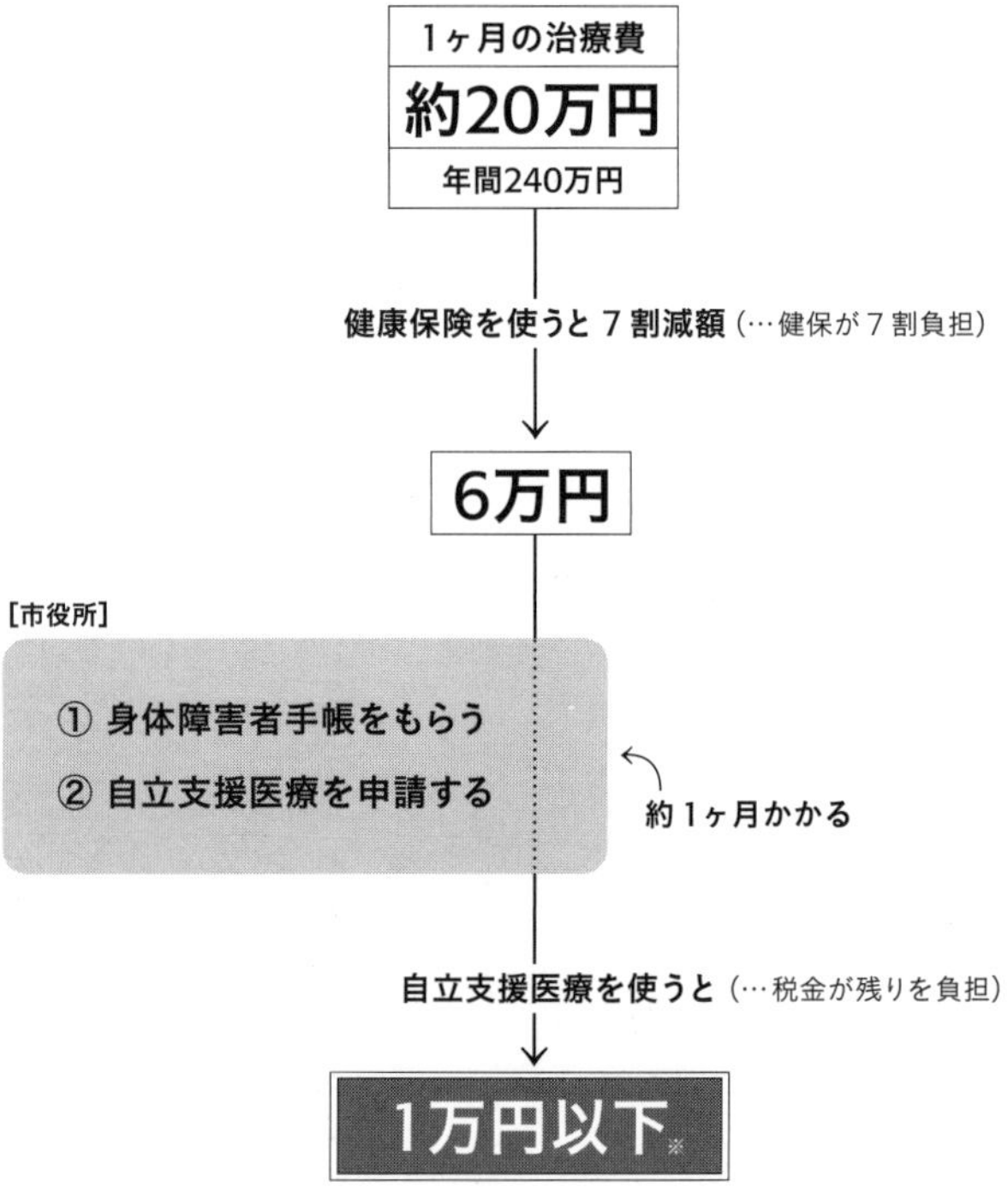

[図12] 1ヶ月の治療費

抗 HIV 薬などによる治療費は、1ヶ月間で 20 万円程度かかると言われています（治療方針や病状により異なる）。健康保険を使えば自己負担は 3 割となり、さらに身体障害者手帳の交付を受ければ自立支援医療などの医療費の助成を受けることも可能です（本文196 ページ参照）。

※ 収入に応じる

本田――そう。会社に勤めれば健康保険、自由業やフリーターなら国民健康保険になるけれど、いまはいずれも三割負担だから、本来なら薬代の三割は自分で負担するはずですが、住んでいる地域の自治体に申請すれば、その三割分も支援が受けられる仕組みになっています。だから、自己負担はすごく減らせます。

Iさん　血液製剤でＨＩＶに感染してしまった人と、性的接触で感染した人は同じ扱いなんですか。

本田――同じです。

Iさん　病院に行って輸血したり、治療を受けたことで感染してしまった人と、性行為で感染した人が、なぜ同じ扱いなんだろう、と思ってしまうのですが。

本田――これは政策的な対応でもあります。「公衆衛生」という考え方がありますね。**わたしひとりの病気として考えるんじゃなくて、社会全体の病気として考えたときに、感染が広がると社会にとって不利益だから治療しておいたほうがいい**、ということ。

たとえばわたしがＨＩＶにかかっていて、お金がないから治療できない。体内のウイルスが多くて感染させる力の強い状態のまま性的な接触を重ねれば、多くの人々にＨＩＶをうつしてしまう可能性があります。

現在日本に何人いるかわからない患者さんのうち、いまとりあえずわかっている目の前の患者さんのウイルス量だけでも下げておくと、その人を通じて広がるかもしれなかった感染のリスクを少しでも下げることができます。

たしかにＨＩＶに感染していない人たちが集まって話している場でなら、これは年間二四〇万円くらい治療費のかかる病気なのよ、と脅《おど》かすことはできるけれど、その値段にびっくりして、ＨＩＶに感染して治療が必要な人が医療機関を受診してくれなくなってしまっては、なんの解決にもならない。事態は悪化するばかりです。

それよりは、**感染した人に対して、必ず国が助けてくれて、病気はひどくならないようにできるから、なるべく早く治療を受けられるように検査をしてね、とお伝えするほうが、結果的にはご本人のためにも、ひいては社会全体のためにもずっといいのではないかと思っています。**

また、血液製剤によって感染した方には、いまお話しした制度の他にも、利用できる特定の制度があります。

Oさん　障害者手帳が出るということは、国や自治体の機関に登録するということですか。

本田――そう。だから、自分の名前を明らかにして、申請することになります。

Kさん　自分がＨＩＶに感染していることがばれてしまう？

本田——そうですね。申請の窓口は、住んでいるところの市町村役場の担当窓口や福祉事務所ですが、そこで「わたしは本田美和子と言いますが、ＨＩＶになったので身体障害者の手帳のための手続きをしたいのですが」と申請することになります。

だけど、役所のほうも心得ていて、そういう人たちをたとえば大声で「本田さ～ん！」と呼び出したりすることはありません。別室でちゃんと話をしてくれて、担当者がひとり決まっていて、その人以外には秘密は守られるという仕組みになっています。そういう社会保障があるということをお伝えしておくことは大事ですね。

でもその一方で、こういった社会保障のための資金は無尽蔵にあるわけではないということも、またお伝えしておかねばなりません。感染した人がものすごく増えてしまえば、必要となる経費も莫大《ばくだい》になってしまい、これらの保障制度はパンクして、すぐに破綻《はたん》をきたしてしまうでしょう。これらの**お金は結局国民みんなで負担している**のですから。

コラム4　3by5計画

二〇〇三年に世界保健機関（WHO）はHIV治療を必要とする感染者の推定数と、実際にHIV治療薬を服用している人の数に関する統計を発表しました。

この統計は地域ごとにまとめてあり、南北アメリカではHIV治療が必要な人の八四％が実際に薬を飲んでいるのに対し、アフリカでは二％、アジアでは五％しか治療を受けておらず、**世界全体では、治療を必要とするHIV感染者が五九〇万人いるのに、そのうちの七％しか治療を受けていない**、ということがこの統計で推定されました。

つまり、地球上でHIVに感染している人々の数に対して、治療薬は圧倒的に足りてない、ということです。

「ともかく、治療を必要としている患者さんに、薬を届けよう」という目標を世界保健機関はかかげ、具体的には、「**二〇〇五年までに、三〇〇万人を治療する**」というゴールを設定しました。この計画を英語で言うと“Treat 3 million by 2005 initiatives”となるのですが、これを省略して「3by5計画」と呼んでいます。

この計画でまず必要となるのはお金です。WHOと世界銀行は、「世界エイズ・結核・マラリア対策基金・通称グローバルファンド」を設立し、世界中に広く拠出を依頼しました。拠出の締め切りは二〇〇七年に定められ、各国政府はまず「これだけ払います」と誓約額を呈示しました。

たとえば日本政府は八億六〇〇〇万ドル、米国政府は二二億ドル、各国総額では約八四億ドルの誓約を得ました。二〇〇五年末現在、各国から実際に支払われた金額は合計四六億ドル弱で、誓約総額の五四％です。日本もまだ約束した額の四一％しか払っていません。

各国政府だけでなく、非営利団体（たとえば国際オリンピック委員会）や個人の財団（たとえばゲイツ財団）やスポーツチーム（たとえばレアル・マドリード）なども協力していますし、また、ザンビアやジンバブエ、南アフリカ、タイ、中国など「3 by 5 計画」の援助対象国も積極的に基金を拠出しています。

実際のところ、二〇〇五年の末までに目標を達成することはできませんでした。でも、この計画はいまも継続中で、たくさんの国や人々の努力は続いています。

40 HIV感染が判明しても、この世の終わりではない

Kさん 先生のところに来る患者さんは、みんな仕事をしたり、それぞれちゃんと生活していらっしゃるんですか。

本田――そうです。**だから、HIV感染がわかったことが人生の終わり、ということではまったくないのね。**もちろんすごく病気が進んだところで見つかったら、大変なことがいっぱい起きてくるけど。

わたしはいまの病院で三年間働いていますが、定期的にわたしの外来に通ってくる患者さんが一九〇人くらいいます。

生きるか死ぬかの瀬戸際にいる方もいますが、多くの患者さんは、海外出張に行ったり、徹夜で仕事したり、ふつうに朝起きて、薬を飲んで、会社に行って、残業して、帰ってきて薬を飲んで寝るという生活を続けています。

Oさん もしお医者さんがHIVに感染してしまったら、どうなるんですか。

本田――わたしの患者さんにはお医者さんもいます。HIVの薬も飲んでいますが、とてもお元気です。その人がいらっしゃると、わたしはふつうに仕事の話とか、当直が大変

だったとか給料が安いとか、そういう話をします（笑）。

Nさん　お医者さんでもふつうに働いているんですか？

本田――そうです。わたしの外来には、ＨＩＶを治療するために組織された全国の拠点病院の先生が研修に来て、一緒に診察をしたり、たくさんの学生が勉強にやって来たりします。学生がいるときは、患者さんに質問してもらうようにしています。そうすると彼らは、患者さんにいつも接しているわたしが気がつかないことを言ったりするの。

医者でもあるその患者さんが、わたしの外来にいらしたときに、「自分がＨＩＶ感染者で、医師のお仕事をすることに対して、何か迷いはありませんか」と質問した学生がいました。医学部の学生が、経験豊かな医者に「迷いはないか」と聞くとは何事だ、と思って、わたしはもう顔から火が出る思いでした。

でもその方は、「自分が診療してるときに、もし自分がＨＩＶだということがこの患者さんにわかったら、患者さんは自分を受け入れてくれるかなと考えることがあります」、と素直な気持ちを教えてくれました。わたしにとっても、ありがたい経験となって感謝しています。

このように、医師にも、レントゲン技師や看護師さんにも、ＨＩＶ感染者はいます。

彼らもほんとにふつうに仕事をしている。だから、HIV感染が判明することは**この世の終わりでも何でもなくて、一生付き合っていくものがひとつ増えた、**と思ってもらえればいいなと思います。

41 知っておきたい、一番大切なこと

Oさん　今日はいろいろお話できて、とても勉強になりました。

本田――わたしも、今日来て良かったと思うことばっかりなんですけれど、一番良かったのは、検査に対する抵抗感を低くするにはどうすればいいか、ということをもっと考えることが必要だとわかったこと。

Nさん　検査に行かないひとつの原因は、やっぱり知ってもメリットというか、いいことはひとつもない、みたいなところだと思うんですが。

本田――そう、だからどうなんだ、どのみちおれは死ぬんだとか……。

Kさん　**でも放っておくとすごく辛いことになるから、行って治療したほうが、行かないよりはずっと楽になる**んだということ、それを今日みたいに正面から話してもらえると、

ちょっとホッとするような感じもします。

本田――なるほど、そうですよね。ＨＩＶは一生付き合っていく病気だけど、いまはＣＤ４という兵隊の数を定期的に見て、そのタイミングで治療を始めれば良いのだ、ということがわかっています。

　誤解をおそれずに率直に言えば、ＨＩＶはこれまでのその人の生活を完全に破壊する力があって、わたし自身も、そしてわたしが大切に思う人々にも、決して感染してほしくない病気です。でも残念ながらＨＩＶに感染してしまったとしても、感染して間もないうちに、言い換えると、**自分の体を守る免疫機能が破綻《はたん》してしまう前にそれを知り、手を打つことができれば、そのダメージを最小限に食い止めることができます。**

ＨＩＶはかからないに越したことはないけれど、かかったからといって、この世の終わりではないことを多くの人に知ってもらいたいと思いますし、自分が感染していないかどうか、まず検査を受けて確かめてほしいと思います。

　今日話をしながらつくづく難しいな、と思ったことのひとつは、ＨＩＶに縁のない方々にこうやって「ＨＩＶはこんなに大変な病気だ、絶対にかからないようにしよう、予防が大切だ」と話している内容は、既にHIVに感染してしまっている人を傷つけることがあるかもしれないという懸念《けねん》です。

性的な接触、という人間の日常的な行為を通じて広がる病気で、しかも**完全な予防策は存在しないので、HIVは誰にでも感染のリスクがあります。**

もし、自分がHIVに感染してしまった場合、現時点では体内からウイルスを完全に駆逐することはできません。ですから、「HIVとともに生きる」生活の準備をできるだけ早く整えてほしいと思います。

今回何度か紹介しましたように、免疫の機能が破壊される前にHIV感染を見つけることができれば、そしてすぐに医師と相談してもらえれば、できるだけ長く、具体的には同世代の感染していない人と同じくらい長く生活できるだろうと、HIVの診療をしているわたしたちは考えています。このために必要な制度と医療スタッフ、そして薬剤は現在の日本には既に揃《そろ》っています。

ですから、みなさんには、まず第一歩としてHIVの検査を受けていただけるといいな、と思います。今日はどうもありがとうございました。

座談会を終えて

座談会から半年後。参加してくださったみなさんに、
座談会の感想やその後のHIVに対する意識について、聞いてみました。
セックスのこと、検査のこと、自分とHIVとの距離――。
HIVについて話し合い、いろんなことを知った後、
四人の女性は何を感じていたでしょう。

Nさん 座談会で先生の話を聞いた直後は、自分がどれほどHIVに対して無知だったかを思い知りました。タイでは、身近にエイズに感染している子もいたし、NGOの勉強もしていたのにお恥ずかしい話ですが。

過去の自分の行動を一つひとつ思い起こして、過剰なほど不安にもなっていました。

先日、HIV検査に行ってきたんです。検査結果は問題なし。受けに行くときは少しドキドキしましたが、検査所の雰囲気が良く、プライバシー保護も万全なので（名前を言う・書く必要は電話予約から最後まで一切ありませんでした）、「定期的に行ってみようか」と思わせてくれるほどでした。

私はゲイの友人が多いのですが、座談会の後、わたしが何気なく「検査行こうかな」とつぶやいたのがきっかけで、彼らとエイズについて話したり、情報交換したりするようになりました。検査に行く前も相談にのってもらっていました。エイズのことを気楽に話せる友人がいるというのは心強いです。

Kさん 本田先生は「HIV＋（ポジティブ）がセックスをすれば、それは間接的な殺人になる。だからみんな検査をして自分のことを知り、これ以上広がらないように努力しなければいけない」とおっしゃいました。わたしはそれを聞いて、とても胸が痛みました。なぜならわたし自身が検査も受けず、無防備にセックスをしていたからです。

先生のお話を聞いた後、少し時間はかかりましたが検査を受けに行こうと決意し、新宿の検査所に電話をしました。でも、行こうと思っていた日がたまたま検査所がお休みの日で、受けることができなくて先延ばしにしているうちに、やっぱりもし陽性だったら「長期で海外に行く」「たくさん子どもをうむ」という夢が一気に崩れ去ってしまうのかと思うと恐ろしくて。その後もずっと行かなくちゃと思いながら、実はいまだに行くことができていません。

ただ、自分の中で確実に変わったこともあります。以前はセックスの相手がコロコロ変わり、なかには一度きりという人もいましたが、いまは特定の相手と必ずコンドームをしてセックスをするようになりました。なんだそんなこと、と思われるかもしれませんが、このことは自分にとっては大きな変化です。

実際、こちらが頼まなくてもコンドームをつける男性というのは非常に少なく（または一回目はつけても二回目からはつけようとしなかったり）、多くの男性のコンドームに対する意識は低いと思います。

そういう男性たちに「絶対にしなきゃダメ」と説得するようになったのはかなりの進歩です。これまでは、そういうことを言うと場の空気がさめてしまうから、あまり強くは頼みませんでしたが、いまは「つけなければしない」という態度をとることができています。でもそれよりもとにかく、検査を受けるのが一番大切なのですが……。

友人とＨＩＶについて話し合う機会も多くなりました。本田先生から聞いたことを話すとみな驚き、興味を持ってくれます。その場ではみな「検査行かなきゃね……」と言うのですが、残念ながら実際行っている人はいないようです。

ただ最近、彼氏や彼女がいる人はなぜ検査に行かないんだろう？　と思うのです。自分に彼氏がいないからこんなことを言うわけではないんですけど、相手がほんとうに好きならばうつしたくないと思うものではないのでしょうか。

そこがやはり、自分に限っては大丈夫という自信の現われなんでしょうか。もしくは恥ずかしいとか後ろめたいとか……考え出すときりがないです。

Ｉさん 座談会で話をしているときは、ＨＩＶのことを考えることは大切だな、と漠然と思ったけれど、日常生活に戻ると、やっぱりほとんど意識にないんです。

むしろ、病気のことを心配するなら乳ガンや子宮筋腫、リウマチや白血病など。「ああ、かかったらどうしよう」と不安になってしまいます。

たぶん、性交渉の頻度が多い人たちのほうが関心を持ったり、心配したりすると思うのですが……わたしはどうしても、まだまだ他人事のように考えてしまいます。

今回の座談会で、はじめて知ったことはたくさんありました。たとえば、ＨＩＶに感染しても、現在は薬を飲めば平均寿命くらい生きられるということ。感染したらそう遠くない将来、体に斑点が出て死んでしまう、というイメージを持っていました。「ほんとにわたしはエイズについて知らなかったんだ。誤解も多かったな」と思いましたね。

これから、もしＨＩＶのことで悩んでいる人に出会ったときには、積極的に力になりたいです。

Ｏさん わたしがエイズ（ＨＩＶ）という言葉をはじめて聞いたのは、約二十年前のニュース番組でした。二〇～三〇代くらいの白人男性がクローズアップされていたのですが、その男性は顔色も青白く、かなり痩せていました。子ども心に「この人はそんなに長くはない」と感じた覚えがあります。

そのときはエイズという病気に恐怖を感じていましたが、時が経ち、その思いはだんだん風化していきました。わたしにとってエイズという病気は遠い存在だったんです。

いざ座談会を始めてみると、やはり関心度は、人によってかなりの差がありました。でも、話に熱が入るにつれ、自然と差が縮まっていったように思います。

先生の話の中で一番印象的だったことは、「自分の性行為の相手がたったひとりだとしても、その後ろをたどればたくさんの人がいる。わたしは関係ないなんて、ほとんどの人は言えないはずだ」、ということ。自分自身が防ごうと思えばかなりの確率で防げる病気だと思いますが、一〇〇%とまでは言い切れない……。

「自分は絶対に大丈夫」とも思いつつ、やはり気になってしまいます。まだ検査には行っていませんが、機会があったら調べてみたいです。

ＨＩＶに対する意識を持ち続けるのはすごく難しいけれど、いま以上に「ＨＩＶ」について、気軽に話し合ったりする機会が増えることを願っています。

HIVに感染して

ある患者さんとの対話

ＨＩＶに感染している人に、会ったことはありますか？　自分の感染を明らかにする人は多くないので、その現実の姿をご存じの方はあまりいないかもしれません。テレビや新聞で報道される極端な例ばかりを知らされると、自分の同僚や友人や家族に感染している人がいる、というイメージはなかなかつかみにくいと思います。

わたしはＨＩＶ治療を専門とする医療機関で働いているのですが、ＨＩＶの診療をしていて、いいな、と思うことのひとつは、この病気が現時点では治らない、生涯にわたって一緒に過ごさざるをえない病気であるために、患者さんとのお付き合いを長く続けることができる点です。

ＨＩＶ感染がわかって病院を受診した方にはじめてお会いするとき、多くの方々はすごく落ち込んでいます。この病気にかかってしまったことはもちろん残念だけれど、病気とうまく付き合っていくことができれば、これまでの生活をずっと続けていけるんですよ、とお話ししているうちに、少しずつ元気を取り戻していく様子を肌で感じながら、わたしたちは「ああ良かった」とちょっと安心します。

ＨＩＶに感染していても、健康状態が落ち着いていれば毎月受診する必要もなく、三ヶ月に一回くらい外来に来る程度でいいのですが、感染が判明してすぐの辛い時期を乗り越えて、診察室で「お久しぶりです。お元気ですか？」と話す機会を重ねるうちに、互いにいろんな話をするようになります。

そのような話の中で、よく患者さんがおっしゃるのは「ＨＩＶには絶対に感染しないほうがいいと思う」ということと、「自分がＨＩＶに感染してるってわかったときには、ものすごく辛かった。でも、いまはこうして仕事も続けているし、海外旅行にも行ける。ふつうのことが続けられてとてもうれしい」ということです。そしてわたしの外来にいらっしゃる多くの方が「もし可能なら、ぜひ、ＨＩＶについての自分の経験を誰かに伝えたい」とおっしゃっています。

伝えたい、というその内容は、ＨＩＶの予防のことであったり、ＨＩＶ検査の受け方であったり、また感染がわかった後どうすればいいか、ということであったり、患者さんによってさまざまなのですが、共通していることは「自分のときは何もわからなくて、ほんとうに不安だった。自分の経験をぜひ役立ててもらいたい。何よりＨＩＶに感染しないでほしい」という率直なお気持ちです。

小島さんという患者さんが、ＨＩＶに感染している方々の実際の姿をぜひお伝えしたい、というわたしの願いを聞き届けてくださり、編集部の同世代の女性に会って話をしてくれました（二〇〇五年九月収録）。

小島さん、というのは仮名です。彼女はわたしの外来に長く通ってくれている二〇代の女性で、二〇〇〇年の十二月にＨＩＶ感染がわかって以来、ずっと通院を続けています。ご両親と一緒にお住まいで、営業事務の仕事をしている、ごくふつうの方です。

彼女の話に、ぜひ耳を傾けてみてください。

本田美和子

（ＨＩＶだとわかった日のこと）

――今日はわざわざおいでいただき、ありがとうございます。どうぞよろしくお願いします。

小島　はい。こちらこそよろしくお願いします。

――まずお伺いしたいのですが、小島さんがＨＩＶに感染しているとわかったきっかけは何だったのでしょう？

小島　生理痛がひどかったので、ピルをもらおうと思って家の近くの産婦人科へ行ったんです。そこで先生に「もし良かったら、性病の検査を受けてみませんか」と言われて、一通りの検査をすべて受けました。そうしたらＨＩＶの検査で陽性が出て……そこでわかりました。二〇〇〇年のクリスマスだったので、五年ぐらい前です。

――「ＨＩＶの検査もします」とはっきりわかるように説明してくれたんですか。

小島 はい。ＨＩＶだけではなく、検査する項目すべての説明がありました。ピルがほしいだけだったけど、ちょうどいい機会だなと、軽い気持ちで検査を受けたんです。

一週間後、検査結果が出て、ＨＩＶに感染していることがわかったのですが、感染するとどうなるとか、病気の説明はとくに何もなくて、受付の方に「保健所にこれを持っていってください」と封筒だけもらいました。それで「じゃ、さようなら」って終わっちゃった。「え、どうしよう……」と思って。

保健所には結局行かなかったんです。行ってもまた同じことをくり返すだけのような気がして。それから、インターネットで病院探しをしました。そうしたら友だちが「国立国際医療センターがいいらしいよ」ということを調べてくれて。それで医療センターに行くことになりました。

――お友だちが一緒に探したということは、すぐ打ち明けたということですか。

小島 言いました。もう自分の中で抑えていられなくて……。親には言えなかったんですけど、高校からの仲のいい女友だちふたりには話しました。

——検査結果がわかってから友だちに話すまで、どのくらいでしょう。

小島 半日ぐらい自分の部屋にずっとこもって、「あ、もう死んじゃうんだな……」とひとりで思っていたんです。死んでいくのを待っているのはイヤだから、やっぱり死んじゃおうかな、どうしたらラクに死ねるかな、そんなことをいろいろ考えました。でも、死んでしまったらまわりの人は悲しむだろうし、何も残らないし、自殺はやめよう。ひとりで悩んでいてもしょうがないな、思い切って誰かに言わないとモヤモヤした気持ちは晴れない、と思って。それで、友だちに話しました。

——お友だちには、会って伝えたのですか。

小島 電話でした。

ＨＩＶの感染がわかったとき、わたしは外国人と付き合っていたんです。一番はじめに電話をかけたのは、同じように外国人の彼を持つＡで、「Ａちゃん、わたし死んじゃう、エイズになっちゃった……」と泣きながら話したんです。Ａは、「え……？　うそでしょ……」と言ったきり、しばらく黙っていました。それから、「……誰がそんな……心当たりある人、いる？」って聞かれて、わたしはわからないと答えました。

わたしもＡも動揺していて、これからどうしようとか、そういう話は何も出てこなかった。

Aは「大丈夫？　元気だして……」と何度かくり返していました。落ち着いたらまた相談しようと話し、それで電話を切ったんです。

一番の友人のMに打ち明けたとき、Mはちょうど電車に乗っているところでした。まず、「なんでわかったの？」と聞かれたので、婦人科で検査を受けたときのことを説明しました。

「……大丈夫？　……大丈夫だよ。なんとかなるよ！　とりあえず、わたしたちなんにも知識ないから、まずは調べよう。それから考えよう。大丈夫だって、死なないよ！　いまこんなに医学が発達してるんだもん。わたしもお家帰ってネットで検索してみるから。とりあえず明日会って、それからだよ！」ってMが言ってくれて。

わたしは泣きじゃくっていました。電話を切った後、AにMが泣きながら電話をかけたということを、だいぶ経ってからAに聞きました。

――それから、友だちと一緒にHIVについて調べはじめたんですね。それまで、小島さんはHIVについて、どのくらいのことを知っていました？

小島　わたし、この病気に関して、まったく無知だったんです。学校のときに習った「正式名称を書きなさい」という問題で覚えさせられたぐらいの知識で、それがどういう病気かというのは全然わからなくて。エイズになったら死んじゃうものだと思っていました。それは友だちも同じだったみたいです。でも「死なせるわけにはいかないから調べよう」って言ってくれた。

インターネットはかなり役に立ちました。本屋さんに行っても、そのときほんとうに知りたいことが書かれていそうな本は見つからなくって。

ネットで調べているうちに「二〇〇七年にＨＩＶが治る薬が出ると、アメリカの大統領が言った」ということが書かれてあるサイトにたどり着いて、じゃあ大丈夫だと思いました。そこで、治るならすごくいい病院を探そうという考えに変わったんです。それが一番励みになったというか、大きかったですね。そのサイトに書かれていたことがニセ情報だったことは、後になってから知ったのですが（笑）。

――ご両親はご存じですか。

小島 はい。いまは知ってます。親にはなかなか言えませんでした。ほんとは、もし自分で治療費が払えれば、話すのはやめようと思っていたんです。でも、病院に行って聞いてみると、月に二〇万円ぐらいかかることがわかって……。

本田 まだ自分で働いていなくて、扶養家族の身分である場合、ご家族に黙って治療をするためには、保険を使わず自分で治療費を全額払うしかありません。それは難しいですよね。

小島 そうなんです。そのときは扶養家族だったから、黙っているというのは無理でした。かといって自分で打ち明ける勇気もなくて。そうしたら、友だちが、わたしがいないときに親に会って、話をしてくれたんです。

――いいお友だちですね……。

小島 すごくいい友だちです。たぶんひとりだったら、ここまでいろんな問題を乗り越えてこれなかったと思います。親は、実はわたしのインターネットの履歴を見ていて、なんとなくですが、勘づいてはいたみたいです。

本田 ご両親に打ち明けて、辛くなったという患者さんと、助けてくれるというのがわかってすごくホッとしましたという方と、反応が二手に分かれることが多いのです。小島さんの場合は全面的に助けてくれるご両親でほんとうに良かったですね。小島さんが忙しくて病院に来られないときは、ご両親がかわりに薬を取りにいらっしゃったりしてくださいますしね。

小島 父も母も、わたしが感染してからいろいろな面で協力してくれて、すごく助けられています。

でも、父はわたしの病気のことを、ときどきふっと忘れちゃうこともあるんです（笑）。たとえば風邪をひいて具合が悪くなったとき、市販の薬は何が入っているかわからないので飲み合わせが怖くて、わたしはバファリンぐらいしか飲まないようにしています。父にも薬の飲み合わせの話はしているのですが、「具合が悪いなら、この薬を飲んでみたら？　これはそういう症状に効くからいいと思うよ」と勧めてくるんです。わたしは、「飲み合わせがあるから、できるだけ市販の薬は飲まないようにしているの」と、そのたびに説明したり。

薬の副作用で頬《ほお》がこけてしまったときも、「もっと食べて、ほっぺに肉つけないと」と言われて、「だから、食べてもほっぺは変わらないよ」と答えると、「ああ、そうだった。薬を飲んでいたんだね」って。

――小島さんがお元気だから、ふっと忘れてしまう、ということもわかるような気がします。

小島 そうなんでしょうね（笑）。

――小島さんにはお姉さんがいらっしゃるんですよね。病気のことは、お姉さんもご存じなのですか？

小島 姉には話していないんです。

姉はものすごく真面目で、いまどきちょっと珍しいかもしれないけれど、結婚するまで純潔を守るタイプ。わたしにも何かと厳しくて、たとえば服装についても「スカートが短い！露出狂なんじゃないの？」とか、まるでお姑さんのように口を挟んでくるんです。当時付き合っていた外国人の彼から電話がかかってきたとき、「どんな人か話をしてみたいからかわって」というので受話器を渡したら、その途端、「うちの妹と別れてください！」と言いだすほど激しい性格なんです。

もしもわたしがＨＩＶに感染したと知ったら、ちょっと何をしでかすかわからないところがあるので、迷ったのですが、母と相談して秘密にしようと決めました。

家族のうち、ひとりだけ知らないということに気づいたら、姉がショックを受けることはわかっていますし、後ろめたくもあるのですが、姉の性格を考えた上で、話さないほうがいいと考えました。

わたしがＨＩＶに感染したことで、両親には心配をかけてしまいました。母は何も言わないけれど、きっといろいろ悩んだと思います。すごく痩せちゃった時期もあったし……。だけど、わたしの病気のことはやっぱりちゃんとわかってほしい。だから、友だちの協力で打ち明けることができて、ほんとうに良かったです。

感染経路がわからない

――感染を知って、そのときお付き合いしていた男性にはすぐ伝えたのですか。

小島 はい。でも、わたしがＨＩＶに感染していると彼にはじめて話をしたときは、信じてもらえなかった。「別れたいからそういうことを言ってるんじゃないの?」と捉えられてしまって、「違う、そうじゃなくてほんとうなの」って。なかなか信じてもらえなかったんです。

――彼は感染していた?

小島 はい、していました。でも、そういう場面に直面したときって、女の人のほうが強いのかなと思いましたね。それまで元気だったのに、感染してるとわかった途端、「病気だから仕事ももうできない」とか、精神的に弱くなってしまって。教会に行って神様にお祈りするんだって教会に通いはじめたり。それまでは全然行ってなかったのに（笑）。

――先ほど、「誰から感染したのかわからない」とおっしゃっていましたが……。

小島 わからないんです。後から、彼が以前付き合っていた女性もＨＩＶにかかっていたと聞いたので、もしかしたら彼を通して感染したのかもしれません。でも、ほんとうのところはわかりません。

――ふたりの間で、どこから感染したかといった話はされなかった？

小島 はい。話をしたとしても、どちらがうつしてしまったのかはわからないと思うんです。それに、もし自分がうつした側の立場だったら、相手に対してとりかえしのつかないことをしてしまった、もうどうしたらいいのかわからない、そんな気持ちになってしまいます。だから、お互いに言えなかった。結局うやむやなままです。その後、彼とは別れて、いまどうしているのかはわからないのですが……。

――その彼の前には、何人ぐらいの方と性的な接触を持ちましたか。

小島 どれくらいだろう……一〇人くらいかな。

――当時について、どう思いますか。

小島　いまは、昔の自分を振り返ると、自分の行動にしっかりと責任を持てるようにしていれば良かったなと思います。どこで感染したのかわからないというのは、自分の管理が行き届いていなかったということでもあると思うので……。
　それに、そのころはコンドームの用途を避妊のためとしか考えていなかったんです。HIVになってはじめて、病気を防ぐことができるものなんだということに気がついた。わたしと同じようにコンドームは避妊専用って思い込んでいる人は多いんじゃないかな。妊娠する可能性が低いときには使わないという話もよく聞きますね。

はじめての診察とHIVの治療

――はじめて診察を受けるために国立国際医療センターに行ったときはどうでしたか？
小島　それまであんまり大きい病院に行く機会がなかったので、まず病院内で迷ってしまったんです。でも、看護師さんやコーディネーターの方がいろいろ説明してくれたり、ずっとついていてくれたので「ここだったら大丈夫、わたしは大丈夫」と安心しました。
――最初の診察では、どのような説明を受けたんですか？
小島　コーディネーターさんにHIVの小冊子をいただいて、それを見ながら順を追って一から病気について教えていただきました。

――コーディネーターさんというのは？

小島 専属のカウンセラーのように、いろいろ話を聞いてくれる方がいるんです。でも、看護師さんじゃないんですよね？

本田 いいえ、彼女たちは看護師です。男性もいます。「コーディネーター・ナース」という肩書きがついてる人たちですが、外来で細かい実務的なことをする看護師さんではなくて、ソーシャルワーカーみたいに、患者さんの相談に乗ったり手続きを手伝ったりしてくれます。うちの病院だと、ひとりの患者さんがいらっしゃると担当のコーディネーター・ナースがひとり決まって、彼らがいつも医者と患者さんの間に立って、医者が十分な時間を割くことの難しい説明や事務手続などの調整をしてくれるんです。

でも、これは保険診療としては認められていないので、病院としては、まったくのサービスということになります。国が設置したエイズ治療拠点病院には、国から少し予算がおりますが、一般の病院ではこういった予算がつくわけではないので、そのための人材を特別に雇うことはできず、外来でふつうに働いている看護師さんが結局全部引き受けることになります。

ただ、うちの病院のコーディネーター・ナースは全員で七人ですが、いま通っている患者さんが一八〇〇人ぐらい。それをみんなで分けて担当しているので、ひとりで二五〇人以上を担当していることになります。すべての方にきちんと手が回っているかというと、そうではないかもしれないけれど……。

――治療はどのように始められたのですか。

小島 病院に通いはじめてからの数ヶ月は様子を見ているだけで、とくに何もしていなかったのですが、半年後くらいからお薬を飲みはじめることになりました。

本田 小島さんは非常に体調が良くて、CD4(38ページ参照)も三〇〇くらいと高めだったのですが、そのころはまだ、免疫力の指標になるCD4は高めでも薬を飲んだほうが良いとされる時代だったので、投薬が始まったんだと思います。いまはCD4が二五〇くらいに下がるまでは、薬を飲まないで様子を見ることが多いです。

小島 一日二回、お昼の一二時と夜の一二時に飲んでましたね。いろいろお薬が変わっていったので、多いときは九粒ぐらいを一日二回飲んでいました。

――薬を飲みはじめたころって、飲むのを忘れないように工夫したりしました?

小島 携帯のアラームを設定しておいて、薬を飲む時間になると鳴って、鳴ると飲むようにしてました。

――それがだんだん習慣になると、携帯が鳴らなくても……。

小島 そうです。だんだんアラームは設定しなくなっていきましたね。でも、二、三年はずっと続けていました。

（辛い副作用）

小島 薬を飲んでいて、一番辛いのは副作用です。お酒を飲んでないのに酔っぱらっているみたいになって、寝てもずっとふらふらしている。肝臓が悪くなって、短期間ですが入院したこともあります。

本田 他にも胸がムカムカしたり、湿疹が出るというのが一番頻度の高い副作用ですが、それは小島さんの場合、幸いあまりありませんでした。

――薬の副作用で怖い夢を見ると聞いたことがあるんですが、ほんとうですか？

小島 わたしの場合、怖い夢はないですね。でも、「飲んだら夢がカラーで見れるよ」って言われて、オーッ！……と、ちょっと期待していたら（笑）ほんとにくっきり色鮮やかな夢を見ました。

本田 ものすごく色が鮮やかな夢を見たり、悪夢の場合もあると言いますね。イライラして暴力的になってしまう人もいるし、長期的に飲むと鬱《うつ》になる場合もあります。小島さんも、少し精神的に不安定になったことがありましたね。

小島　元気になっちゃったから忘れてました（笑）。今年の冬ぐらいに、極端にマイナス思考になってしまって。

そのころ、ちょうど勤務先のシステムが変わって、仕事量が一気に増えたんです。追われるように毎日を過ごして、ふと我にかえるとむなしくなる……。自分が大きな波に飲み込まれていくようで、夜になるといつも「わたしはこのまま結婚できずにひとりぼっちなのかな？」と考え込んだりしました。

まわりが楽しそうにしていると、つい合わせてしまうけれど、何も楽しく感じられない自分がいる。誰かといるときは、嘘のように楽しく笑っているのですが、ひとりになった途端、ものすごい不安を感じていました。なぜか辛かったことや悲しいことばかり思い返して泣いてしまう。そんな日々でした。

本田　診察にいらしたときも、いつも涙をこぼしていて……。

小島　病院の待合室で理由もなく泣きそうになるのをこらえていて、先生に会って「大丈夫？」って言われると「なんかわからないけど、大丈夫じゃないです……」って、もう涙が止まらなくてボロボロ泣いてました。先生に、仕事がうまくいってないことや、このままずっとひとりなのかと考えてこわくなることなんかを聞いてもらっていました。

いま思えば、そんなに泣くほどのことでもないのですが、そのときはなぜか泣くスイッチがＯＮになっているような状態で、ほんとによくひとりで泣いていました。

本田　わたしは最初、何か悲しいことでもあったかなと思っていたのですが、でも、もしかしたらストックリン（153ページ）という薬の副作用かもしれないと気づいて。実際にそれを飲んでいて自殺を図った方もいるので、わたしたちとしても精神的な副作用について心配している薬なのです。先ほど小島さんがおっしゃった、ふらふらしたり、肝臓が悪くなったりすることや、イライラしたり、悪夢を見たりすることも、この薬のよくある副作用です。

小島　ストックリンをやめたら、すっかり元気になりました。

それと、これもいまとなってはすっかり忘れてしまいそうですが（笑）、すごく痩《や》せてしまったときがありました。腕なんてガリガリになっちゃって、自分で見ても気持ちが悪いくらいだったんです。みんなに細すぎるよと言われることが気になって、よく先生に相談していましたね。

本田　そう、小島さんは薬を飲むことでＣＤ４もすごく上がったし、ウイルスの量も減って、元気になれて良かったのですが……今度はそれだけではない問題が出てきて大変だったんです。これは、ゼリット（153ページ）という小島さんが飲んでいた、また別のタイプの薬の副作用でした。

小島　ＣＤ４が増えて体の中が良くなっていったのはいいんですけど、身体の外が気になり始めちゃって。おなかはポコッと、洋ナシのような体型になって、手足は細くなるんです。

本田　リポジストロフィー、リポアトロフィーという病名もついているような脂肪のつき方の異常が見られる状態になったんですね。薬を始めて、三年目のことかな？

小島　たぶんそのころです。飲んですぐにはなりません。長期間飲んでいると出てくるんです。

――その薬はどうして痩せてしまうのですか？

本田　脂肪の代謝をちょっと変えると言われています。細胞の中にある核酸の代謝を止めてしまうのがＨＩＶの薬なので、それが同じように脂肪の代謝も悪くする。ＨＩＶをやっつけるのと同じように、体の脂肪も少し変化してしまい、長期的に薬を飲んでいる人は特徴的な顔だちになります。

　この薬の副作用で顔が痩せたり手が痩せたりするのを、成長ホルモンという特別なホルモンを使って少し改善できる見込みがあるかもしれない、という臨床試験が実施されたので、小島さんに事情を説明して、了解の上参加してもらいました。半年間、一日おきにおなかに注射をして。

小島　おかげで良くなりました。

本田　ＨＩＶの薬の特徴でもあるのですが、とくに自覚症状もないのに「飲まないと大変なことになりますから、この薬を飲んでください」と強く言われ、がんばって飲んでいると副作用で大変辛いことになる。頭が痛いときに頭痛薬を飲むとか、風邪のときに風邪の薬を飲むというのは自分でも症状を治すためには必要かなと、納得がいくと思います。でもＨＩＶの薬は、体の調子は悪くないのに飲まなければならなくて、しかも飲むことでいろいろと辛い副作用を経験するという、なかなか納得のいかない状態になってしまうのです。

――いまは何種類の薬を飲まれているのですか。

小島 いまは飲んでいません。最近やめたところです。

本田 実はいま、専門家の間で、患者さんの状態が良くて、ＣＤ４の値も十分高くて、ウイルス量も低い場合、無理やり薬を飲み続けることは必ずしも必要ではないのではないか、と考えられ始めました。

現在、ほんとうに薬をやめてもいいのか、どのくらいの状態でやめるのが安全で効果的かということを調べる臨床試験が、アメリカの国立健康研究所を中心に、世界的な規模で行われているんです。世界各地の六〇〇〇人の患者さんに参加していただいて、薬をずっと続けるグループと、調子のいいときはやめるというグループのふたつに分かれて実施しています。それにわたしたちの病院も参加しているのね。小島さんはご本人も薬をやめてもいいと思っていらしたこともあって、ちょうどいいかな、と協力をお願いしました。

小島 すごくうれしかった。

本田 いま、薬を中止して二ヶ月経つところです。薬をやめてから、いままで検出できないほど数が減っていたHIVのウイルス量は急激に増えてきていますが、それは予期されていたことです。CD4も一〇〇〇ぐらいあったのがちょっとずつ下がってはきていますが、でも、四〇〇から三〇〇ぐらいで落ち着いているので、しばらくこのまま薬をやめていても大丈夫だと思います（インタビューの後、この臨床試験に重大な変化がありました。それについては「あとがき」をご参照ください）。

現在のところ、薬をやめたグループの人の四割ぐらいは、三年間薬を飲まずにいても問題ないという結果が出ています。

――飲み続けるのをやめてしまったら、その薬はもう耐性がついて使えなくなるのではなかったですか？

本田 薬の耐性ができるのは、不規則に薬を飲んでしまって体の中の薬の濃度が上がったり下がったりと、激しく変動するときです。薬を中断すると決めて、ある日からまったく飲まなくなれば、体の中の薬の濃度は一直線に減っていって変動することはないので、安全に、つまり耐性をつくることなく、薬を止めることができます。もちろん十分に医師と話し合って、計画的に行なわなければいけませんが。

小島さんは、日和見《ひよりみ》感染症（36ページ）が出る前にHIV感染が見つかって、CD4が下がりきらないうちに治療を始めることができました。いまは、辛かったお薬もやめて、ほんとうに理想的な……もちろん感染しなければ一番良かったんですけど、でも、理想的な状態だと思います。

――たくさん薬を飲むことのストレスがなくなったんですね。

小島 それが、飲み続けると慣れちゃうんですよ。慣れちゃうと、飲むことが当たり前で、薬を飲まなくても良くなったときは、かえって不安になってしまうくらいでした。だから、薬を飲んでいたころより健康に気をつけるようになりましたね。薬を飲んでないということは悪くなるのが当たり前なので、不摂生をしたら、たぶんもっと悪くなっちゃうかもって。早く寝たり、栄養あるもの食べたり、意識して気をつけるようになりました。

医療費の補助を受ける

――HIVの治療費には、健康保険の他に利用できる制度があるんですよね。

小島 はい、「更生医療（当時。現在は自立支援医療に統合）を使うと、医療費が安くなる」という説明をコーディネーターさんから受けました。更生医療は、身体障害者に認定され、身体障害者手帳をもらえないと利用できません。

そこで、市役所の福祉課に行って担当者の方に説明を受け、身体障害者認定のための書類をもらいます。その後も、申請や手続きに関して相談したいことがあれば、必ず同じ担当者の方が対応してくれるんです。市役所でもらう申請書の他に、お医者さんの診断書や証明写真なども必要になります。

身体障害者手帳が発行されれば、更生医療の手続きができるようになります。手帳には番号がふられていて、何かの手続きをするときは、いつもこの番号が必要になる。病院でお医者さんに書類を書いてもらって、その他に源泉徴収書票か確定申告書、健康保険の番号、身体障害者番号などを記入した申請書を市役所へ送って、申請手続きをしてもらいます。

それから全国の都道府県ごとにある障害者更生相談所が判定するのですが、だいたい一ヶ月くらいかかるかな。受理されると更生医療券が発行されて、原紙が病院へ、コピーが自宅に届く、これで手続きは完了です。

身体障害者手帳は一度申請するとずっと有効ですが、更生医療は一年単位、毎年期限が切れるので更新しないといけません。わたしは、地元の市役所に何度も行って知り合いと顔を合わせたりしたらイヤなので、更新は郵送ですませています。

本田　更生医療申請の窓口は市役所や区役所です。東京なら中野区とか新宿区とか、地方なら千葉市とか横浜市などですね。自治体によって、手続きの方法や利用できることに違いがありますので、申請を考えている人は、一度住んでいるところの市町村窓口に問い合わせてみるといいですね。インターネットで詳しく説明している自治体も多いようです。

――更生医療を利用すると、自己負担はどのくらいになるのですか?

小島 年によって違うんですけど、一ヶ月一万五千円のときもあれば、一万円ぐらいのときもありますね。

――ほんとうは二〇万円ほど払わないといけないところを、健康保険でまず三割負担になって、それで更生医療を使うと、それが一万円ですむようになる、ということですね。

本田 一人ひとりの収入に応じて支払額も決まるので、その前の年の収入が多いと多くなるし、少なければ少なくなる。フリーターや無職の人は、収入が少ないということが加味されて五千円ですんだり、なかには無料になる人もいます。

――国立国際医療センターに通われるようになって五年ほど経つわけですが、医療面で変わったことはありますか。

小島 少ない量の薬で同じ効力を発揮するようになった、これは全然違います。最初は一日二回九粒ずつだったのが、一日一回、四粒に。いまは先ほどお話ししたように薬を飲んではいないのですが。

それと、病院に来る人がすごく増えましたね。前はなかなか女の人を見かけなかったのに、いまはちょくちょく見かけるようになってきました。

本田 そう。女性の患者さんが増えてきていることは、ほんとうに実感しています。

（会社の人は、病気のことを知っている？）

――ＨＩＶに感染したことによって、日常生活の中で何か気をつけていることはありますか。

小島 いろいろと気をつかうようにはなりましたね。やっぱり血液には気をつけます。仕事は事務なんですけれど、紙で指を切っちゃったり、そういうときは人や物に触れないようにとか。

――会社の方は感染していることをご存じなのでしょうか。

小島 上司にだけ、打ち明けています。

――上司の方に伝えようと思ったのはなぜですか。

小島 わたしと同じ仕事をしていた人よりボーナスが低かったことがあったんです。上司に「なぜですか？」と尋ねてみたら「休みが多い」と言われた。病院に定期的に行くので、お休みをもらうことが多かったんですね。有給や生理休暇がもらえるので、休暇を申請して病院へ通っていたのですが、それでボーナスが下がるのはちょっと納得ができなかったんです。

話そうかどうしようかほんとうに迷ったんですけど、あまりにも悔しかったので、言いました（笑）。話したら、「じゃあ次からは、それはカウントしないよ」と言ってくれました。

――定期的に通院というのは、どれぐらい？

小島 いまは一ヶ月に一回ぐらいなんですけど、薬を飲んでいて落ち着いているときは二～三ヶ月に一回です。

本田 それくらいで休みが多いと言われるのは、確かに納得できないですね。打ち明けたときの反応はどうでしたか。

小島 「薬を飲んでいれば大丈夫なんですが、もし何かあったら、そのときはちょっとお休みするかもしれません、すみません……」と話したら、納得してもらえました。病院に行くときは、いつもメールか何かで「今日は行ってきます」と連絡を入れています。

本田 職場の理解があるのは良いですね。

小島 そうですね。

――感染していることを打ち明けて、イヤな思いをした経験はありますか。

小島 どうだろう……ないですね。話す前はとても悩むんですけど、言ってしまうと受け入れてくれる。でも、もちろん、やっぱりイヤがられるかなって思ったりもするので、そんなにペラペラとは言えません。ほんとうに信頼できる、わかってもらえる人にだけは言おうと思っています。

ただ、打ち明けても引け目ってあるんですよ。だから、これまでと同じようにしてくれるのが一番うれしい。

——引け目というのは？

小島 ちゃんと知識を持っていればわかると思うんですが、ちょっと触ったくらいではうつらないっていうことも、わかってない人がまだまだ多いから……。

——やっぱり基本的な知識が普及してないということですね。

小島 そうだと思います。

本田 小島さんが、周囲の人に、まず持っていてほしいと思うＨＩＶの知識は何でしょう。

小島 日常生活では感染しないとか、そういった知識はもちろん持っていてほしいですが、でもやっぱり、薬を飲めば大丈夫、死なない病気なんだ、ということですね。

わたし自身、「感染したら死んでしまう」と思っていたし、それはまわりの人も同じでした。いざ自分の感染がわかって、これを知らないときと知った後での精神状況は、まったく違うんです。なかにはきっと、「もう治らないんだ」って思い込んでしまって、そこで命を絶ってしまう人もいると思う。

感染がわかってからの恋愛

——いま、付き合っている人はいますか。

小島 いないんです。

——感染がわかってから、お話しくださった当時の彼以外に、お付き合いされた方はいるのですか。

小島 はい。三人の人と付き合いました。

——そのときは、コンドームは……。

小島 もちろん、必ず使用しています。

——お付き合いしているとき、自分がＨＩＶに感染しているということを相手に伝えるチャンスはありました？

小島 ……全員には言えなかったのですが、ひとりにだけ打ち明けました。

なぜ他の人には言えず、彼だけに伝えたのか……自分でもよくわからないのですが、たぶん他の人とは違うものを感じていたからだと思います。この人なら心から信じられる、わたしをわかってほしい、そんな願いを持っていました。

——その男性には、どのように打ち明けたのですか。

小島　彼と出会ってから、いつも、病気のことを話さなければと思いながら、どうしても打ち明けることができませんでした。他の男の人と付き合ったときも同じです。

そのまま彼との付き合いが続いて、ある日、「一緒に住もう」と言われました。ほんとうにうれしかった。でも、一緒に住むとなると病気のことも話さなければいけないし、彼にも迷惑がかかる。だから「一緒には住めない」と言い続けたのですが、なんでだめなのかと何度も聞かれて、「わたしはＨＩＶに感染しているから一緒に住めない」と話したんです。

彼は、「……なんで？　……死ぬの？」と言いました。いまは薬を飲んでいれば死なないんだよ、と説明したら「そう……良かった……」って。しばらく彼は何も言わずに黙っていて、わたしも怖くて言葉が出てきませんでした。

それから、「知り合ったとき、最初に話してくれなかったのはなんで？　なんで俺に言ってくれなかったの？　俺には話してほしかった。どうしていままで言わなかったの？」、感染を隠していたというのは裏切りなんじゃないかと責め続けられて、その日はそのまま別れました。

彼は、嘘が大嫌いな人でした。彼の言葉が胸に刺さるように痛くて、そのときのことは鮮明に覚えています。わたしは彼を傷つけてしまったこと、裏切ってしまったことが怖くて眠れませんでした。

――もっと前に打ち明けることはできなかった?

小島 それができれば良かったのですが……。わたしが、もし反対の立場だったら「なんで最初に言ってくれなかったの?」って、同じように責めると思います。わたしのことを信じてくれていなかったのかな? とも思う。

だから、何度も打ち明けようと思ったのですが、でも、どうしても言えなくて……。彼と出会ったばかりのころは、「差別されたらどうしよう……」「もしかしたら、言いふらされてしまうかもしれない」「いままでわたしをふつうに見ていたのに、病気のことで、色眼鏡で見るように態度が変わってしまうのではないか」、そんなことを考えてしまう。

だんだん本気で好きになっていくにつれて、好きな人に嫌われたくないという気持ちが大きくなるんです。いま幸せなのに、この状況をすべて失ってしまうかもしれない。いままで言えなかったことも後ろめたくて、こわくて言えない。好きだからこそ言えない、できれば知ってほしくない、でも嘘が嫌いな彼に隠しているのは辛い……。いろんな気持ちが渦巻いて苦しかった。

何度か言おうとして、やめて、を繰り返していたときだったので、言うならいましかない、と打ち明けたんです。

本田 小島さんはほんとうに辛かっただろうと思います。でも、同時に打ち明けられた彼も辛かっただろうと想像します。自分の感染をパートナーに告げるかどうか、ということについては、わたしもよく外来で患者さんと話をします。「相手がどうなっても別に構わない」という人もごく例外的にいるのですが、多くの方は「大切な相手をＨＩＶ感染から守りたい」、という気持ちと、「自分がＨＩＶだと告げることで、相手が自分から去っていってしまっては辛い」という気持ちの間でものすごく揺れ動いています。

たとえ互いに大切に思い合っているパートナーであっても、必ずしもすべてを話してしまえるわけではない、ということをぜひ知っていただきたいな、と思いますし、だからこそ、性的な接触に関してはいつも慎重になってほしいと思います。コンドームはこの点でとても効果の高い道具です。

――その後、彼との関係はどうなったのですか。

小島 打ち明けた二日後、「お前は大事なことをずっと隠して、俺を裏切った。だから一生かけて償ってほしい。ＨＩＶに感染していたって、他のどんな病気だって、お前はお前だ。もし、病気のことでお前を傷つける奴がいたら許さない」と言ってくれました。ほんとうにうれしかった。

彼とはそれから二年ぐらい付き合ったのですが、いろいろなことがあって別れることになりました。でも、彼と出会ったことで、「ＨＩＶに感染している自分を受け入れてくれる人が、この世にいる。理解してくれる人がいる」と知ることができた。うれしかったし安心したし、それまでの心細さや不安が一気に消えてしまうほどでした。それはいまでも心の支えになっています。

（HIVとともに生きる）

――小島さんは、他の感染者の方とお話ししたことはありますか？

小島　はい。何人かの患者さんと親しくなりました。

わたしが最初に出会ったのは、病院に通うようになって数ヶ月経ったとき、コーディネーターさんから「薬を五年も飲んでいる元気な女性がいるんだけれど、会ってみませんか？」と、紹介された女性です。それまで女性の患者さんを見かけたことがなかったので、びっくりしたのを覚えています。

わたしはHIVに勝手なイメージを持っていて、感染している人たちは「遊んでます」っていう（笑）、ちょっと派手な人ばかりなんだろうと思っていたんです。その人は、あまりにふつうの、明るくて優しい女性だったので、どうして？　なんで？　と不思議に思ってしまうほどでした。

――どんなことをお話ししたのですか。

小島 治療のことや、薬の副作用のことが多いですね。それと、病気のことをどう考えているか、感染していることを人に打ち明けるときのこととか、何でもいろいろ話しました。

彼女は、感染がわかったうえで結婚したそうです。わたしはそのころ、「この病気にかかってしまったら、もう男の人とは付き合えないんだな」と思っていたので、すごく驚いた。彼女がとても好きな男の人がいて、相手も彼女のことが好きで。「付き合おう」と何度も言われたけれど、「好きだけれど、付き合うことはできない」と断り続けていた。そして、どうしても納得してくれない彼に、感染していることを告白したのだそうです。彼は「そんなことはまったく関係ない」って。ふたりは付き合うことになり、結婚することになったと聞きました。

結婚してからは、子どもがほしいので人工授精をしようと、排卵誘発剤（人工的に卵子を育てる薬。排卵誘発剤で卵子を発育させ、排卵のタイミングを合わせて精子を子宮に注入します）の注射を打ちに病院へ通っていました。「注射はすごく痛いし、何度も打ちに行かなければならなくて大変だけど、頑張る！」と言ってました。

ついに成功して出産したときは、ひとごとと思えないくらいうれしかった。

――人工授精であれば、相手の男性が感染することはありませんね。母子感染の危険性はどの程度でしょう。

本田 ＨＩＶに感染している女性が、そのことに気づかないままふつうに妊娠、出産、授乳をして子どもを育てる場合、その子どもがＨＩＶに感染してしまう可能性は約三割と言われています。もし、妊娠前、もしくは少なくとも妊娠中にＨＩＶ感染がわかって、きちんと治療を受けていれば、子供への感染の可能性をほぼゼロにまで減らすことができます。ですから、妊娠がわかった時点でＨＩＶの検査を受けることは、とても大きな意味を持ちます。

性的な接触でうつる病気なので、妊娠に際しては十分に注意をすることが必要です。具体的には、女性がＨＩＶに感染している場合、人工授精か、精子と卵子を体外で受精させて母胎に戻す、体外受精という方法をとります。また、男性がＨＩＶに感染している場合には、女性を感染させる可能性を完全に否定できないので、わたしが働いている病院ではお受けすることはできませんが、慎重に処理をして、ＨＩＶをできる限り除いた精子を用いた体外受精を行っている医療機関が、日本にもあります。

小島 彼女はわたしに、「感染した自分を受け入れてくれる人は必ずいるから、大丈夫だよ！」と言ってくれました。いろんなことをあきらめていた当時のわたしに、大きな希望を与えてくれた人です。

他にも、同じ病院に通っている患者さんたちの交流会があって、そこで何人かの方と知り合いになりました。

「誰にでも病気のことを打ち明ける」、という女性もいます。彼女は青年海外協力隊に入っていて、派遣先で現地の人と恋愛して感染されたそうです。

「たまたま好きになった人が感染していて、自分も感染してしまったのだから、別に隠すつもりはない。人と会ったときは、まず先に話してしまう」と言ってました。自分をしっかり持っている人で、感染していることに引け目を感じているような部分は一切ない人でした。

同じＨＩＶ感染者で、元気でいる人の話を聞くと、わたしもがんばらなくちゃって思えるんです。


――それは力になりますよね。


小島 そうですね。

やっぱり、将来のこと、とくに結婚のことを考えると、どうしても不安を感じます。まわりの友だちが次々と結婚していくなか、ほんとうにわたしのことを理解してくれる人は、また現われるかなって、不安でたまらなくなる。でも、そんなときは、同じ感染者の方が話してくれたことを思い出したりするんです。

わたしも将来は、結婚して子どもを産みたい。自分の子どもって、どんなだろう、たぶんかわいいんだろうなって、想像したりします。

赤ちゃんなんて、いまのわたしには、夢の、そのまた夢のような話です。世の中ではふつうのことかもしれませんが、わたしにとっては、大きな課題です。

感染する前は当たり前のことも、感染してしまうと、そうではなくなってしまう。この病気にかかる前は、そんなことを考えたこともありませんでした。感染前は、みんなと同じように、ふつうに過ごすのなんてイヤで、「人と違うことをしたい」とばかり思っていた。でもいまは、ふつうに、人並みに健康で暮らせれば幸せだと感じるようになりました。

――いま、感染がわかったばかりで不安な気持ちを抱えている人に、何か伝えたいことはありますか。

小島 病院にはじめて来る人は、不安で不安でしょうがないと思います。わたしが希望を持てるようになったのは、家族や友だちの大きな支えがあったこと、そしてＨＩＶに感染していながら、元気に暮らしている人たちと出会ったからだと思います。だから、以前わたしが言ってもらえたように「大丈夫だよ」って、伝えたいですね。

――……ちなみに、食欲は前と比べてどうですか。

小島 もう、いつもあります（笑）。元気なんですよ。ときどき友だちと飲みにいったりもしますし、日常生活は以前と同じ、ふつうに過ごしています。

本田 今日、このインタビューのために小島さんと待ち合わせをしたのですが、小島さんはものすごく緊張していらしたのです。「どんなことを話せばいいかな」って。わたしは、生活を楽しんで、仕事もバリバリして、元気にＨＩＶと一緒に暮らしている方を紹介したかったから、彼女に来てほしいと思ってお願いしました。今日はありのままの小島さんの様子をお話ししてもらって、とてもうれしいです。ありがとうございました。

――わたしは感染者の方とお会いするのは、今回がはじめてです。当たり前のことなんですけれど、自分と同じ、ごくふつうの生活を送っている人が感染してしまうということ、そして感染しても、ＨＩＶとどうにか付き合いながら肩ひじ張らずに乗り越えていくことはできるんだと、実感しました。小島さんがすごく正直にお話しくださったことは、「もしかしたら感染しているんじゃないかな」、と不安に思っている人たちを、そっと力づけるのではないかと思います。

小島 ほんとうですか？ 良かった。お役に立てて。わたしも、ふだんこれほどＨＩＶについて話をする機会はないので、今日はお話しできて良かったです。

――こちらこそ、どうもありがとうございました。

あとがき

いま、わたしはこのあとがきをアメリカコロラド州のデンバーで書いています。

「ＨＩＶに感染して――ある患者さんとの対話」の中で小島さんが話してくれていたように、抗ＨＩＶ治療薬には多くの副作用があり、治療期間が長くなるにつれて、落ちこんだり、逆にイライラ感がつのるといった精神的な変化や、極端に顔や手足が痩《や》せたり、おなかに脂肪がついたりする特徴的な体の外見の変化、またコレステロールや中性脂肪が高くなるといった代謝の異常など、さまざまな問題を引き起こし、患者さんたちを困らせています。

ＨＩＶに感染した患者さんが、エイズやその他の病気を起こすことのないよう良好な健康状態を保ちながら、薬の副作用はできるだけ減らせるような治療法を探索するため、アメリカの国立健康研究所が中心となった大規模な臨床試験が二〇〇二年に計画されました。世界三三ヶ国の患者さんと医師が協力し、現時点で最良のＨＩＶ

の治療法を探すための、とても長い正式名称がついているこの臨床試験は、頭文字をとってＳＭＡＲＴ試験と呼ばれています。

ＳＭＡＲＴ試験では、参加してくださる方をくじ引きでふたつのグループに分け、Ａグループには薬をずっと飲み続けてもらい、Ｂグループには体を守る免疫の力が落ちてきたときだけ薬を飲んでもらいながら、ふたつの治療法を比べることになりました。当初、試験の期間は六年から九年くらいを予定しており、じっくりと時間をかけてふたつのグループの変化を見守ることになっていました。

Ｂグループに入った患者さんは、月に三回飲み忘れると効き目がなくなる抗ＨＩＶ治療薬を毎日飲み続ける、とても大変な生活から開放され、また副作用も軽減することが見込まれていました。日本からは十五人の患者さんが参加しました。前述の小島さんも参加してくださったひとりです。くじ引きの結果、彼女はＢグループ（免疫の力が落ちたときだけ薬を飲む）となり、薬を中断していました。

臨床試験でもっとも大切なことは、患者さんの自由意思で参加していただく（誰にも参加を強制されず、またやめたくなったらいつでもやめることができる）ことと、患者さんの安全です。患者さんの意思については外来にいらっしゃるたびに伺い、また、患者さんの安全が守られているかどうか、記録がきちんと決まりどおりにつけられているかどうかについては、半年ごとに本部のスタッフが来日して検査が行われ、中央事務局で全参加者のデータを解析していました。

今年の一月のはじめに、中央事務局からわたしたちに緊急の知らせが入りました。薬を飲み続けていたAグループと比べると、薬を中断していたBグループの患者さんたちは確実にエイズを発症しやすく、また死亡例も多い、ということが解析の結果明らかになり、SMART試験は急遽《きゅうきょ》中止されることとなったのです。薬を中断していたBグループの方々は治療を再開することになりました。

患者さんは薬にしばりつけられる生活から開放され、副作用も減り、また治療薬を買うのに必要なお金も節約できるかもしれない、とさまざまな望みをかけて実施されたSMART試験は、「薬を中断すると、患者さんの健康を害する恐れがある」という事実をもって予定よりもずっと早く終了することになってしまいました。このような状況の中で、小島さんも含め、日本からの参加者にはAグループ、Bグループともに病気の進行した方がいらっしゃらなかったのは、ほんとうに喜ばしいことでした。このSMART試験について、現時点でわかっていること、今後考えなければいけないことを話し合うために、各国の医師が集まって会議を開きました。わたしはこの会議に出るためにデンバーに来ています。

ＳＭＡＲＴ試験がわたしたちに教えてくれたことは、ＨＩＶは一度感染すると決して治ることのない感染症で、しかも現時点では生涯にわたって治療薬を飲み続けなければならない病気である、ということです。そして、感染すると決して治ることはなく、生涯薬を飲み続けなければなりませんが、ＨＩＶ感染症は確実に予防できる病気であることを、ここで改めて申し上げたいと思います。

小島さんの話の前に書いたように、外来を訪れる患者さんの多くは、機会があれば自分の病気のことを誰かに話して、予防であれ、早期の診断であれ、ＨＩＶ感染が社会に広がらないように役立ててもらいたい、と考えていらっしゃいます。これはこの仕事を始めるまで思いもよらなかったことでした。ご自分のプライバシーを明かすことはできないけれど、伝えたいことはたくさんある、という患者さんの切実な思いを代弁するつもりで、この本はつくられました。まえがきにも書いたように、読んでくださるあなたと、あなたが大切に思っていらっしゃる方の体と未来を守るために、この本が役に立てば、と心から願っています。

二〇〇六年二月五日

本田美和子

韓国・朝鮮語、タガログ語。

*各地域のサポート機関については219ページをご参照ください。

インターネットで情報を集めたいとき

エイズ予防情報ネット http://api-net.jfap.or.jp/

HIVの基礎知識を集めたQ & Aや相談・検査の窓口一覧、地域別に分けられたNGO活動紹介といったものから、UNAIDS／WHOやエイズ動向委員会の報告といった世界と日本における情報までがまとめられているサイト。50音から検索できる用語解説集もあります。

国立国際医療センター／エイズ治療・研究開発センター
http://www.acc.go.jp/accmenu.htm

国立国際医療センター（218ページ）のサイトで、主に医療従事者向けの情報がまとめられています。一般・患者さん向けの情報として、HIVの基礎知識や薬剤リスト、自分で書き込める「感染症チェックリスト」「体温シート」もあります。

*各地域のサポート機関については219ページをご参照ください。

日本と世界におけるHIVの状況を知りたいとき

厚生労働省・エイズ治療薬研究班
http://www.iijnet.or.jp/aidsdrugmhw/

厚生労働省エイズ治療薬研究班のサイト。厚生労働省からの情報やエイズ治療薬研究班の活動内容、HIV治療薬の詳しい情報などが掲載されています。

UNAIDS（国連合同エイズ計画） http://www.unaids.org/en/ **（英語）**

途上国のエイズ対策強化支援やエイズ対策への政府の取り組み強化支援などを目的として96年に設立されたUNAIDS（国際合同エイズ計画）のサイト。世界各国の感染／患者数の報告や推計、世界エイズキャンペーンについてなど、国際的な情報が網羅されています。

HIV関連情報リスト

（検査について知りたいとき）

HIV 検査・相談マップ http://www.hivkensa.com/index.html

厚生労働省『HIV 検査体制研究班』によって作成されているサイト。「保健所無料検査」「土曜・日曜・夜間検査」「即日 30 分検査」「ウイルス検査（NAT）」「他の性感染症も検査」といった目的ごとに全国の実施保健所・医療機関が検索できます。

エイズ相談・検査窓口（「エイズ予防情報ネット」内）
http://api-net.jfap.or.jp/jititai/menu.asp?sel=3

（財）エイズ予防財団によって運営されているサイト。地方自治体による HIV 検査受付と相談窓口の電話番号が、各都道府県ごとに整理されています。

（電話で相談したいとき）

（財）エイズ予防財団
エイズ電話相談　0120-177-812（**携帯電話専用**　03-3592-1183）
祝祭日を除く月～金曜日　10:00～13:00、14:00～17:00
http://www.jfap.or.jp/

専門の相談員によるエイズに関する電話相談をフリーダイヤルで受けつけています。

AMDA 国際医療情報センター東京
電話相談 03-5285-8088
祝祭日を除く月～金曜日　9:00～17:00
http://homepage3.nifty.com/amdack/

日本に住む外国人のために医療機関の紹介や、日本の医療や保険についての説明・相談をおこなっています。対応する言語は、月～金／日本語　英語　北京語　韓国語　タイ語　スペイン語、月・水・金／ポルトガル語、水／フィリピン語（13:00～17:00）。

JFAP エイズサポートライン
東京 03-5521-1177／**神戸** 078-265-6262／**福岡** 092-418-1818
http://api-net.jfap.or.jp/soudan/supportLine/menu.htm（**応答音声あり**）

（財）エイズ予防財団による、8ヶ国語に対応する 24 時間の電話自動応答システム。対応している言語は、日本語、英語、スペイン語、ポルトガル語、タイ語、中国語、

エイズ治療・研究開発センターと全国のブロック拠点病院

「エイズ治療ブロック拠点病院」「エイズ治療拠点病院」は、国立国際医療センター エイズ治療・研究開発センターを中心として、エイズ治療の向上を図るために設けられたネットワークです。各地方の核となるブロック拠点病院が14ヶ所、そして拠点病院は全国370ヶ所に設置されています（2005年12月現在）。

「エイズ治療拠点病院」については、エイズ予防情報ネットの「拠点病院一覧」をご参照ください。http://api-net.jfap.or.jp/mhw/kyoten/menu.asp?
※受付や診察時間は病院によって異なるので、電話・HP等でご確認ください。

国立国際医療センター　エイズ治療・研究開発センター
http://www.acc.go.jp/accmenu.htm
東京都新宿区戸山1-21-1
tel. 03-3202-7181（内線 3256）／03-5273-6829（医療情報室 ダイヤルイン）

（ブロック拠点病院リスト）

北海道	**北海道大学病院** http://www-mhp.med.hokudai.ac.jp/ 北海道札幌市北区北14条西5丁目 tel.011-716-1161
	札幌医科大学医学部附属病院 http://web.sapmed.ac.jp/byoin/index.html 北海道札幌市中央区南1条西16-291 tel.011-611-2111
	旭川医科大学病院 http://www.asahikawa-med.ac.jp/hospital/ 北海道旭川市緑が丘東2条1-1-1 tel.0166-65-2111
東北	**仙台医療センター** http://www.snh.go.jp/ 宮城県仙台市宮城野区宮城野2-8-8 tel.022-293-1111
関東・甲信越	**新潟市民病院** http://www.hosp.niigata.niigata.jp/ 新潟県新潟市紫竹山2-6-1 tel.025-241-5151
	新潟大学医歯学総合病院 http://www.nuh.niigata-u.ac.jp/ 新潟県新潟市旭町通1-754 tel.025-223-6161
	新潟県立新発田病院 http://www.sbt.lamen.or.jp/ 新潟県新発田市大手町4-5-48 tel.0254-22-3121
北陸	**石川県立中央病院** http://www.pref.ishikawa.jp/ipch/ 石川県金沢市鞍月東2-1 tel.076-237-8211
東海	**名古屋医療センター** http://www.nnh.go.jp/ 愛知県名古屋市中区三の丸4-1-1 tel.052-951-1111
近畿	**大阪医療センター** http://www.onh.go.jp/ 大阪府大阪市中央区法円坂2-1-14 tel.06-6942-1331
中国・四国	**広島大学病院** http://www.hiroshima-u.ac.jp/hosp/ 広島県広島市南区霞1-2-3 tel.082-257-5555
	広島市立広島市民病院 http://www.city-hosp.naka.hiroshima.jp/ 広島県広島市中区基町7-33 tel.082-221-2291
	広島県立広島病院 http://www.hph.pref.hiroshima.jp/ 広島県広島市南区宇品神田1-5-54 tel.082-254-1818
九州	**九州医療センター** http://www3.coara.or.jp/~kmc/ 福岡県福岡市中央区地行浜1-8-1 tel.092-852-0700

各地域のサポート団体・電話相談リスト

家族や友だちには言えないけれど、誰かに話を聞いてほしい

サポート団体の連絡先と相談日時をご紹介します。掲載情報は、エイズ予防財団監修『HIV エイズの基礎知識 』によるものです。

なお、電話相談は、各自治体の保健所でもおこなっています。「エイズ予防情報ネット」の「エイズ相談・検査窓口」 をご参照ください。

http://api-net.jfap.or.jp/jititai/menu.asp?sel=3

北海道

レッドリボンさっぽろ
http://www1.odn.ne.jp/aap16040/index.html
tel.011-812-1222　火：19〜22 時

北海道セクシャル・マイノリティ協会（HSA）札幌ミーティング
http://www.aa.alpha-net.ne.jp/hsasm/
tel.011-242-3321　月：20〜22 時
＊同性愛者をはじめとするセクシャル・マイノリティ対象

東北

東北HIVコミュニケーションズ（THC）
http://www16.plala.or.jp/thc/
tel.022-276-1960　土：18〜21 時（年末年始・祝祭日・お盆をのぞく）

関東

埼玉県エイズホットライン
http://www.pref.saitama.lg.jp/A04/B500/aids/aidshotline.html
tel.048-825-3060　月〜金：10 時半〜15 時半（年末年始・祝祭日をのぞく）

エイズ・サポート千葉
http://homepage1.nifty.com/asc/
tel.043-224-3463　第 2 第 4 土：14〜17 時（祝祭日をのぞく）

千葉県エイズ夜間電話相談
tel.043-223-2693　月・水・金：19〜21 時（祝祭日をのぞく）

東京都エイズ電話相談
tel.03-3292-9090　月〜金：9〜21 時／土・日・祝：14〜17時

HIVと人権・情報センター（JHC）東京
http://www.npo-jhc.com/
tel.03-5259-0750　第 2 第 4 土：19〜21 時 ＊男性同性愛者対象
tel.03-5259-0259　第 2 第 4 日：19〜21 時 ＊女性同性愛者対象
tel.03-5259-0256　土：12〜15 時【英語】
fax.03-5259-0643　随時

ぷれいす東京
http://www.ptokyo.com/
tel.03-3361-8909　日：13〜17 時
tel.03-5386-1575　土：19〜21 時 ＊男性同性愛者対象
tel.03-3361-8903　木：11〜14 時／金：17〜20 時 ＊HIV 感染者とその支援者対象

動くゲイとレズビアンの会（アカー）
http://www.occur.or.jp/index.htm
tel.03-3380-2269　火・水・木：19〜22 時 ＊男性同性愛者対象
tel.03-3380-2269　第 1 第 3 日：13〜16 時 ＊女性同性愛者対象
tel.03-3380-2269　第 2 日：15〜18 時／第 4 金：19〜21 時 ＊HIV 感染者対象
tel.03-3383-5556　毎日：12〜24 時（予約） ＊HIV 感染者対象の法律相談

近畿	**HIVと人権・情報センター（JHC）兵庫** http://www.npo-jhc.com/ tel.0798-38-0201／078-222-2270　金：19〜21時
	HIVと人権・情報センター（JHC）和歌山 http://www.npo-jhc.com/ tel.073-474-3222　月：19〜21時
中国・四国	**HIVと人権・情報センター（JHC）岡山** http://www.npo-jhc.com/ tel.086-232-5990　木：19〜21時
	広島エイズダイヤル http://www.ddt.or.jp/~had-0812/ tel.082-541-0812　土：18〜21時
	広島県エイズホットライン tel. 082-242-0812　第1土をのぞく土・日：9〜16時
	りょうちゃんず　ピア相談電話（広島） http://www6.ocn.ne.jp/~ryochans/ tel.082-250-6106　火：12〜17時／土：15〜20時 *HIV感染者とその支援者対象
	HIVと人権・情報センター（JHC）四国 http://www.npo-jhc.com/ tel.089-998-6972　水：18〜21時／土：14〜17時
九州・沖縄	**人権と共生を考えるエイズ・ワーカーズ・福岡** http://hc3.seikyou.ne.jp/home/a-w-f/ tel.092-715-1324　火・木：19〜21時／土：14〜18時 tel.092-715-8395　火：19〜21時【英語、中国語】
	佐賀県難病相談・支援センター http://www2.bunbun.ne.jp/~sagapref-nanbyo/ tel.0952-27-0855　水をのぞく毎日：10〜19時 tel.090-9659-6758（携帯電話）
	HIVと人権・情報センター（JHC）長崎 http://www.npo-jhc.com/ tel.0956-24-9699　金：19時〜21時
	HIVかごしま情報局 tel.099-285-1292　土：15〜18時

専門家による無料カウンセリングが受けられるエイズ派遣カウンセリング制度のある自治体もあります。
詳しくは、各自治体のエイズ担当窓口までお問い合わせください。
http://www.hivcare.jp/aredoko/counseling.html
東京では福祉保健局健康安全室のエイズ対策係（03-5320-4484）が窓口です。

関東

ライフ・エイズ・プロジェクト（LAP）
http://www.lap.jp/
tel.03-5685-9644　土：16〜19 時

東京いのちの電話
http://www.inochinodenwa.or.jp/
tel.03-3264-4343　毎日：24 時間 ＊つながりにくい場合あり

はばたき福祉事業団
http://www.habatakifukushi.jp/
tel.03-5228-1200　月〜金：10〜17 時（祝祭日をのぞく）

東京多摩いのちの電話
tel. 042-327-4343　毎日：10〜21 時

AIDSネットワーク横浜
http://www.netpro.ne.jp/~any/
tel.045-201-8808　水：18〜21 時／土：15 〜 18 時

横浜いのちの電話
tel.045-335-4343　毎日：24 時間
tel.045-336-2488　水：10〜21 時／土：12〜21 時【ポルトガル語】
tel.045-336-2477　水：10〜14 時、19〜21 時／木・金：19〜21 時／
土：12 〜 21 時【スペイン語】

シェア=国際保健協力市民の会
http://share.or.jp/
tel.070-5207-6953　土：17 時半〜 20 時半【タイ語】

AIDSこころのホットライン（川崎市）
tel.044-900-9180　火：19〜23 時

甲信越

新潟県看護協会
http://www.niigata-kango.com/
tel.025-230-7711　第 1〜4 土・日：14 〜 17 時

東海

HIVと人権・情報センター（JHC）名古屋
http://www.npo-jhc.com/
tel.052-831-2228　土：13〜18 時

“人間と性”教育文化センター
http://www1.ocn.ne.jp/~ningento/
tel.058-276-8555　第 2 土：13〜17 時

北陸

北陸 HIV 情報センター
http://www.ipch.jp/aids/center/r6_ jouho.html
tel.0120-235-528　土：14〜18 時

近畿

HIVと人権・情報センター（JHC）大阪
http://www.npo-jhc.com/
tel.06-6882-0102　土・日：13〜18 時
tel.06-6882-0313　第 1 第 3 土：18〜21 時 ＊男性同性愛者対象
tel.06-6882-0282　土：12〜15 時　【英語】
fax.06-6882-7801　随時

［編集部から読者の皆様へ］

本書のカバー（ジャケット）に使用した写真作品と本書の内容は、一切関係がありません。HIV／エイズの時代を生きる私たちにとって、写真作品が示している開放性は大きな示唆に富むものと編集部が判断し、掲載しました。

写真作品は、1990年に鈴木理策氏がアメリカのニューメキシコ州、ホワイトサンドで撮影したものです。本書に掲載するに先立って被写体の方々のご了解をいただきたく、米国の公的機関をはじめ問い合わせているのですが、現在までのところ、まだご連絡をとることができておりません。お心当たりの方がいらっしゃいましたら、朝日出版社第2編集部までご一報いただければ幸いです。
asahi2nd@asahipress.com

The photograph used on the jacket of this book has nothing to do with the content of this book. The editors chose it for the openness it suggests to those of us living in this era of HIV/AIDS.

This photograph was taken by Risaku Suzuki in 1990 at White Sands National Monument in New Mexico in the United States. Hoping to get the permission of the people in the picture to use this photo, we made every effort to search for them, contacting various public agencies in the United States and Japan. We have had no success to date. Should anyone have any information which might lead us to these people, kindly contact the 2nd Editorial Division of Asahi Press at asahi2nd@asahipress.com.

本田美和子

内科医。国立国際医療センター エイズ治療・研究開発センターに勤務。

1993年筑波大学医学専門学群卒業後、国立東京第二病院（現・国立病院機構東京医療センター）、亀田総合病院、国立国際医療センターに勤める。1998年より米国フィラデルフィア市のトマス・ジェファソン大学にて内科レジデント、ニューヨーク市のコーネル大学病院老年医学科フェローを経て現職。

著書に『遥か彼方で働くひとよ』（小社刊）がある。

糸井重里氏主宰の「ほぼ日刊イトイ新聞」に「お医者さんと患者さん。」を連載中。

エイズ感染爆発と SAFE SEXについて話します

2006年6月10日　初版第1刷発行

著者 ―――― 本田美和子
カバー写真 ―― 鈴木理策　©Risaku SUZUKI, 1990
造本 ―――― 有山達也、池田千草（アリヤマデザインストア）
編集担当 ――― 赤井茂樹、鈴木久仁子、
津田路子、大槻美和（朝日出版社第2編集部）
発行者 ――― 原 雅久
発行所 ――― 株式会社朝日出版社
〒101-0065 東京都千代田区西神田3-3-5
tel 03-3263-3321 / fax 03-5226-9599
印刷・製本 ―― 凸版印刷株式会社

ISBN4-255-00323-8 C0095